"十三五"国家重点出版物出版规划项目

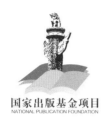

国家出版基金项目
NATIONAL PUBLICATION FOUNDATION

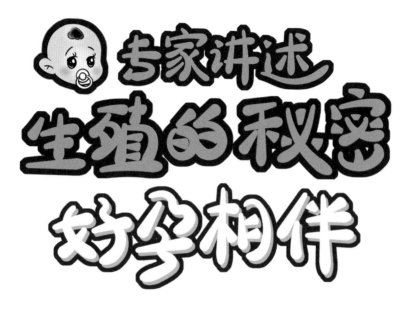

专家讲述
生殖的秘密
好孕相伴

乔杰 李蓉 主编

U0197088

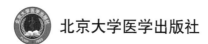

北京大学医学出版社

ZHUANJIA JIANGSHU SHENGZHI DE MIMI——HAOYUN XIANGBAN

图书在版编目（CIP）数据

专家讲述生殖的秘密.好孕相伴 / 乔杰，李蓉主编. —
北京：北京大学医学出版社，2021.12
ISBN 978-7-5659-2563-4

Ⅰ.①专… Ⅱ.①乔… ②李… Ⅲ.①优生优育－基
本知识 Ⅳ.① R169.1

中国版本图书馆 CIP 数据核字 (2021) 第 261464 号

专家讲述生殖的秘密——好孕相伴

主　　编：乔　杰　李　蓉
出版发行：北京大学医学出版社
地　　址：（100191）北京市海淀区学院路38号　北京大学医学部院内
电　　话：发行部 010-82802230；图书邮购 010-82802495
网　　址：http://www.pumpress.com.cn
E - mail：booksale@bjmu.edu.cn
印　　刷：北京强华印刷厂
经　　销：新华书店
责任编辑：张凌凌　　责任校对：靳新强　　责任印制：李　啸
开　　本：787 mm × 1092 mm　1/ 16　印张：13.75　　字数：195千字
版　　次：2021年12月第1版　2021年12月第1次印刷
书　　号：ISBN 978-7-5659-2563-4
定　　价：68.00元

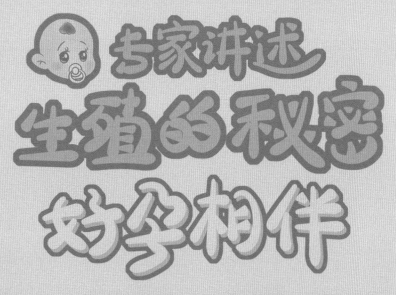

专家讲述
生殖的秘密
好孕相伴

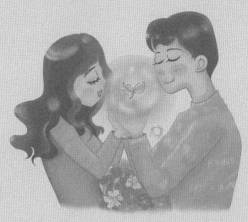

编者名单

主　编：乔　杰　李　蓉

副主编：杨　硕　杨　蕊　严　杰

编　者：（按姓名汉语拼音排序）

范蒙洁　何艺磊　黄　颖　李　丹　李太旸　吕笑冬

庞天舒　孙　迪　田　婵　涂彬彬　王丁然　王琳琳

王　洋　王　云　杨　岑　杨　俊　杨　纨　于富海

张馨雨

绘　图：赵　清

序

每一个备孕家庭都希望得到专业易懂的指导。

随着社会科学的进步，人们对于健康知识也愈发渴求。生育健康是许多家庭都会遇到的问题。生殖医学的进步也给更多的不孕家庭搭建了寻求帮助的平台。作为生殖健康领域的工作者，除了诊疗工作外，也同时希望能够为有生育要求的家庭提供医学科普和健康指导。

基于这样的初心，我们开展了这项科普书籍的编撰工作。本项目共包括四本科普书，分别从男女双方备孕、生育力保护、助孕诊治以及孕期指导等方面用最简单平朴的语言，以求深入浅出地将人们最关注的生育相关问题——解答。语言追求生动有趣，医学知识追求专业易懂，内容构造追求全面详细。

特别感谢国家出版基金的支持，让我们的项目和想法可以得以实现。感谢北大医学出版社为此提供平台和专业的帮助。本书由北京大学生殖医学研究领域的专家、学者共同编写，作者团队的专业水平及科研水平在国内处于领先地位。北京大学第三医院生殖医学中心每日接诊大量不孕症家庭，在帮助他们助孕的同时也走近这些家庭，了解和体悟到他们的困难和焦虑，希望通过这一系列的书籍帮助更多有生育需求的家庭，健康备孕，科学助孕。

乔 杰

2020年9月

前 言

　　生殖健康与每个人、每个家庭息息相关。随着社会的发展进步以及我国计划生育政策的调整，生殖健康近年来受到越来越多的关注。

　　一部分备孕的夫妻可能会面临一些困扰，"怎么还没怀上？""我是不是能做试管婴儿？""怀上就流产，怎么办？"《专家讲述生殖的秘密——好孕相伴》一书即为解答这些问题所创作。借助通俗易懂的文字，配合生动形象的插图，本书简要介绍了不孕症定义、不孕症主要原因、常用的辅助生殖技术、辅助生殖技术的并发症及可能面临的问题等。

　　本书编者均为来自北京大学生殖医学研究领域的一线临床工作者，团队的专业水平在国内及国际均处于领先地位。在国家出版基金、"十三·五"国家重点出版物出版规划项目及北京大学医学出版社的联合支持下，编写团队倾力将相关专业知识深入浅出地讲述给读者。

　　希望这本科普图书的出版，能够帮助读者们初步了解不孕症和常见的助孕方法，能够帮助遇到困难的夫妇们科学就医，帮助他们缓解焦虑，科学助孕。

李　蓉

2021年12月

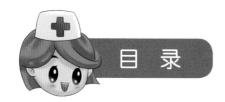

目　录

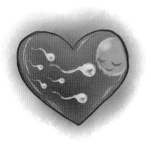

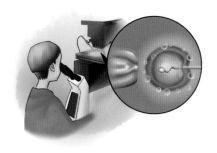

第三篇
辅助生殖技术的常见并发症

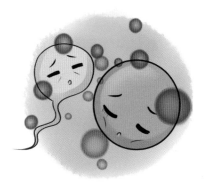

第四篇
助孕之遗传篇

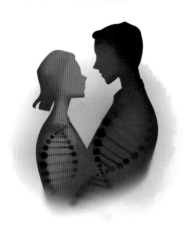

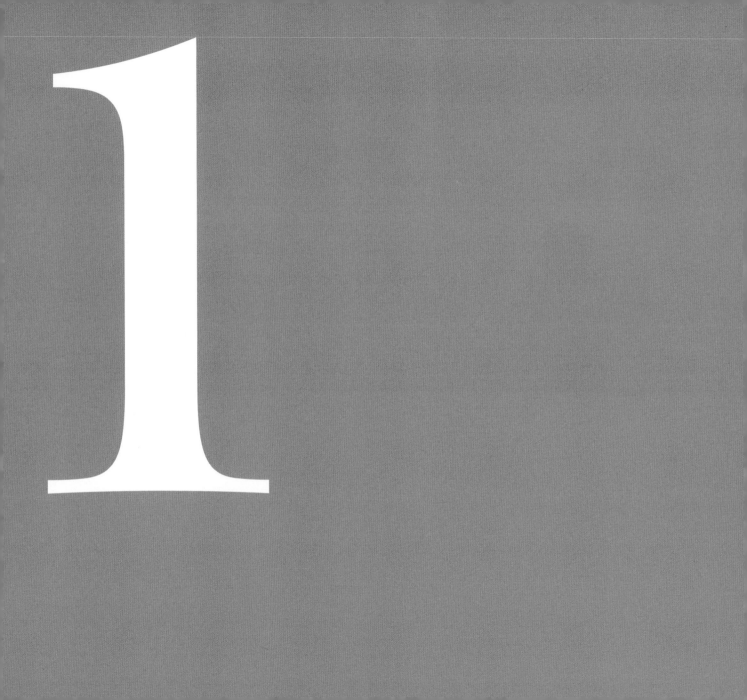

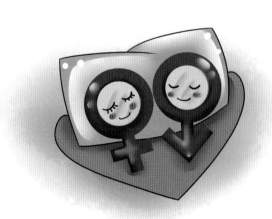

第一篇

不孕症与不育症

1

我是"不孕症"吗？

不孕症有统一的诊断标准，"扣帽子"要谨慎

患者一："大夫，我结婚大半年了，没有避孕，也没怀上过，是不是有不孕症啊，要不要吃点药？"

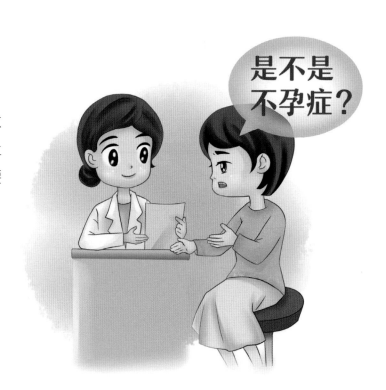

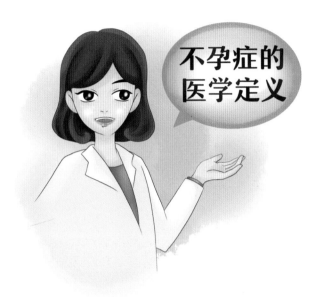

不孕症的医学定义

患者二："大夫，我结婚 2 年了，没有避孕，也没怀过孕，是不是不孕症，要不要做试管婴儿，老公长时间出差，一个月才回来一两次，要不要他也来看看？"

答：不孕的医学定义为 1 年以上未采取任何避孕措施，性生活正常而没有成功妊娠（正常性生活的频率为 2~4 次 / 周，或在排卵期有同房）。满足上述标准即可诊断为不孕症。该疾病对于女性称为不孕症，对于男性可称为不育症。如果性生活不规律或试孕时间较短，应排除上述影响因素后积极试孕，若仍未能顺利怀孕，才能诊断为不孕症。

不孕症分类明确，看病要及时

患者三："大夫，我想要二胎，试了两年也没怀上，第一胎很容易就怀上了，怎么会这样呢？需要看病吗？"

答：不孕症按既往是否有妊娠史，可分为原发不孕和继发不孕。原发不孕是指既往从未受孕并且满足上述不孕症的诊断标准；继发不孕是指曾经妊娠过，但是在性生活正常的情况下未避孕 1 年以上未怀孕。满足上述不孕症诊断标准的夫妇，若有生育要求应尽快到正规的生殖医学中心就诊。

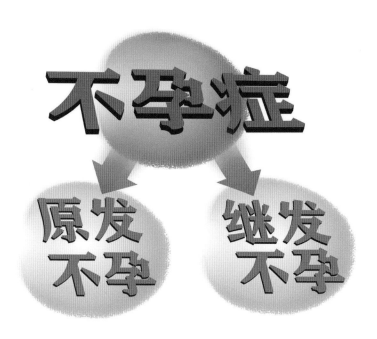

不孕症诊断有严格的标准，正确而及时的诊断可以减少不必要的焦虑情绪和过度诊疗，让需要帮助的夫妇得到适当的助孕治疗，同时避免不必要的医疗费用。当今社会，不孕症并不罕见，影响 10% ~ 15% 的育龄夫妇。导致不孕的原因可能是女方因素、男方因素或者双方因素，所以如果想进行不孕症相关咨询和检查，建议男女双方同时就诊。

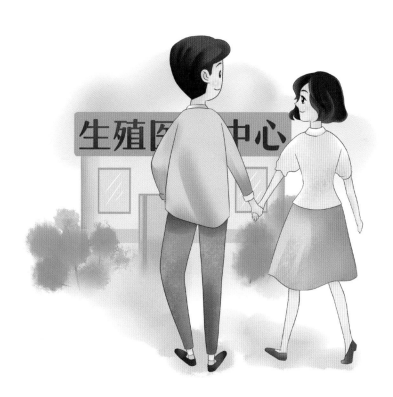

值得一提的是，有一种特殊情况的妊娠，患者有停经史且血人绒毛膜促性腺激素（hCG，一种怀孕期女性可以检测到的激素）或尿 hCG 阳性，但超声并未见到妊娠囊，随即下次月经来潮，hCG 恢复正常，这种情况称为生化妊娠，主要是因为胚胎着床后未能成功发育，在极早期便流产。目前在生殖医学领域已将此情况从妊娠中排除，即生化妊娠不等于妊娠，所以如果之前只有生化妊娠，仍被视作原发不孕。

（李太旸）

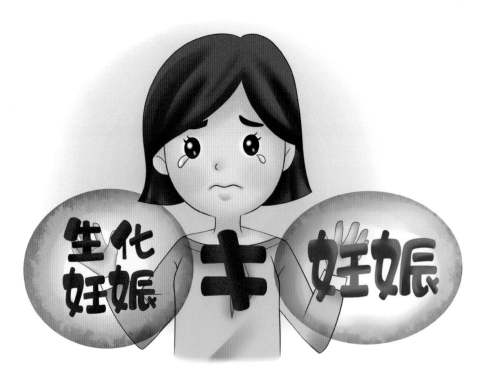

2

事出必有因——女性不孕症的原因

精密的女性生殖系统

成功妊娠需要以下几个必要步骤才能实现。

1. 卵巢正常排卵；

2. 输卵管伞部将卵子从盆腔拾起，并运送到输卵管壶腹部；

3. 精子与卵子在输卵管壶腹部相遇、结合，形成受精卵；

4. 输卵管有正常的蠕动功能，将受精卵送到宫腔；

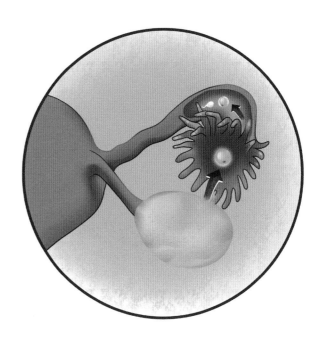

5. 子宫内膜有良好的容受性，能接纳发育正常的受精卵着床，受精卵有良好的植入内膜的能力。

以上任意一步如果出现问题，都将导致不孕症。

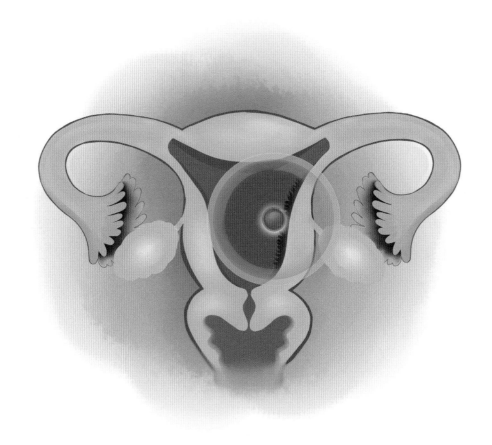

如果将女性的卵子比做"原材料"，精子则是"加工材料"（或者也可以把精子当成"原材料"的一种），受精卵是"成品"，输卵管壶腹部是"加工厂"，输卵管是"传送带"，子宫是"仓库"，子宫内膜则是"贮藏室"，整个妊娠过程就是将原料加工为成品，送到仓库，放上货架的过程。

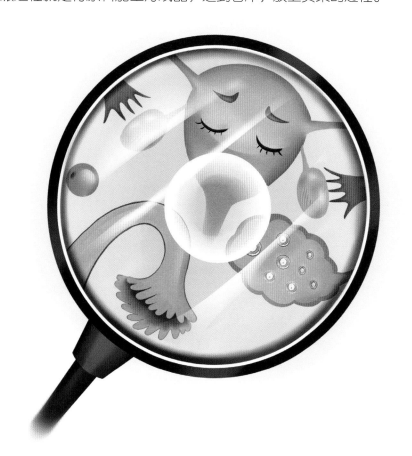

千头万绪，寻找"真相"

由于女性生殖系统的复杂性，女性不孕的原因也多种多样，主要分为两大类，一是盆腔因素，二是排卵障碍。

1. 盆腔因素

盆腔因素的具体病因包括：①输卵管病变、盆腔粘连、盆腔炎症及其后遗症，包括盆腔炎症及盆腔手术后粘连导致的输卵管梗阻、周围粘连、输卵管积液和功能受损等**（传送带受损，无法将原材料送到加工厂或将成品送到仓库）**；②子宫体病变：主要指子宫黏膜下肌瘤、体积较大影响宫腔形态的肌壁间肌瘤、子宫腺肌病、宫腔粘连和子宫内膜息肉等**（仓库或货架堆满了杂物，没有合适的空间放置成品）**；③子宫颈因素：包括宫颈狭窄或宫颈病变等**（仓库大门坏了，货物放不进、存不住）**；④子宫内膜异位症：

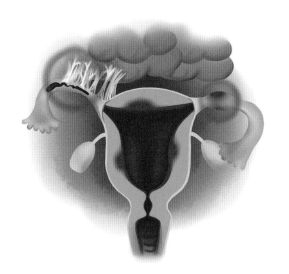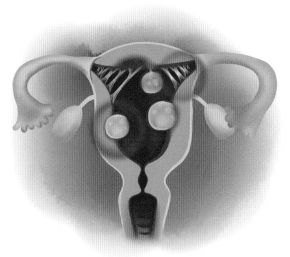

常见症状为盆腔痛和不孕，与不孕的确切关系和机制目前尚不完全清楚，可能通过盆腔因素以及子宫腔免疫机制紊乱所致的排卵、输卵管功能、受精、黄体生成和子宫内膜容受性多个方面的改变对妊娠产生影响（**有一些不知名的"强盗"在各个环节骚扰，影响原材料"采购、加工"，影响成品运输的过程**）；⑤先天发育畸形：主要是女性生殖系统畸形，如纵隔子宫、双角子宫、双子宫、先天性输卵管发育异常等（**仓库结构有问题无法放置成品，或传送带建造存在问题，无法运送原材料或成品**）。

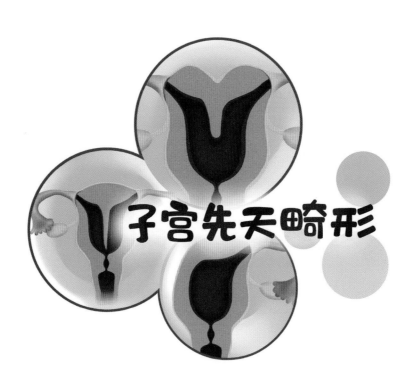

子宫先天畸形

2. 排卵障碍

排卵障碍占女性不孕的 25%～35%，总的来说就是各种因素导致卵子这个"原材料"无法正常产生，具体病因包括：①下丘脑疾病：如低促性腺激素性无排卵；②垂体病变：如垂体微腺瘤，可能导致高催乳素血症；③卵巢异常：如多囊卵巢综合征、早发性卵巢功能不全和先天性性腺发育不全等；④其他内分泌疾病：如先天性肾上腺皮质增生症和甲状腺功能异常。

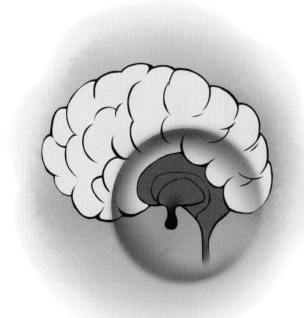

在不孕症患者中约有 10% 的夫妇并未发现上述导致不孕的原因，男方精液检查也正常，称为不明原因不孕。根据目前的研究结果，这部分患者可能存在精卵结合异常等因素。不明原因不孕的患者需全面评估后方能诊断，应根据情况综合判断，选择适当的助孕技术以获得妊娠。

（李太旸）

3

不怀孕就是女人有问题吗？

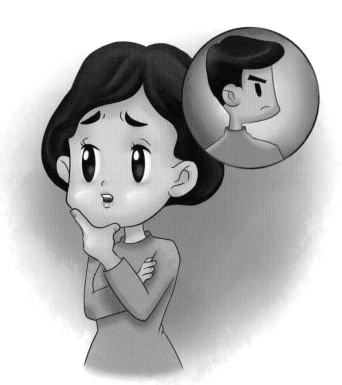

"大夫，是我不怀孕，为什么我老公还要来看病？"

"大夫，我老公身体好得很，连个感冒都不得，肯定没问题！"

"大夫，我老公年年体检，很健康，他没时间来医院，先把我的检查都做了吧！"

上面这些问话在我们接诊不孕症患者时经常听到。在我国，受到传统封建文化影响，如果一对夫妻结婚多年都没有怀孕，很有可能家人会将责任甩到妻子身上，让妻子背负着不能"传宗接代"的重担到医院做各种检查，而丈夫却摆出一副事不关己高高挂起的样子，连医院的大门都不愿踏入。

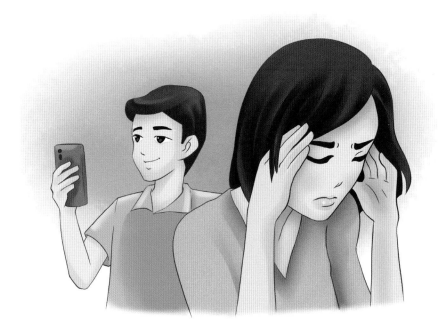

实际上，据统计，在导致不孕的众多原因中，单纯女方因素仅占 50％，单纯男方因素约占 30％，男女双方因素约占 20％。也就是说，倘若一对夫妻发生不孕，有一半的可能性跟丈夫有关，甚至有 1/3 的可能性仅仅只跟丈夫有关。看到这样的数据，广大男同胞们，你们还那么自信吗？

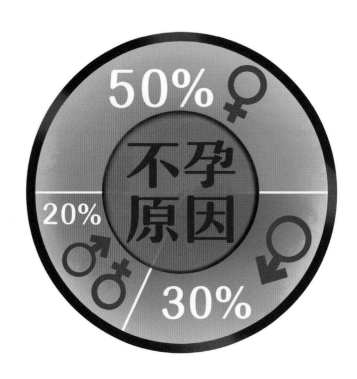

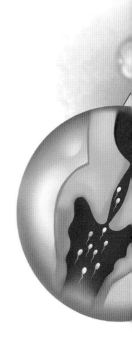

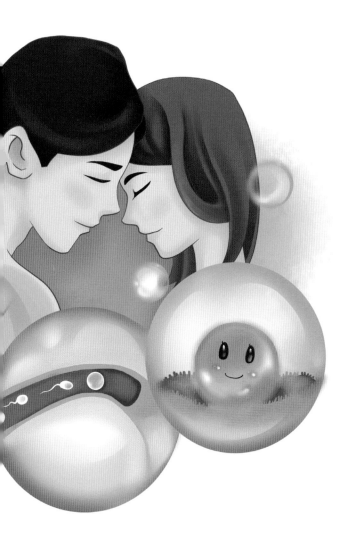

　　既然说到不孕，咱们先来看看正常受孕过程是怎样的。在同房后，精液积存在阴道内。精液内有大量的精子，活动的精子通过宫颈、子宫"游"到输卵管，与卵子相遇、受精，受精卵再经输卵管输送到子宫腔内，并在宫腔内"遨游"2~3天，寻找合适的落脚点"生根发芽"，在子宫腔内生长发育直至足月分娩。在生活中，我们常将宝宝比喻成男女双方爱情的结晶，从上面的过程中我们可以看出虽然受孕的整个过程都在女性体内，但丈夫却要为这个结晶的形成提供重要的"原材料"——精子，任何原因导致这个原材料出问题都会造成妻子不孕的发生。

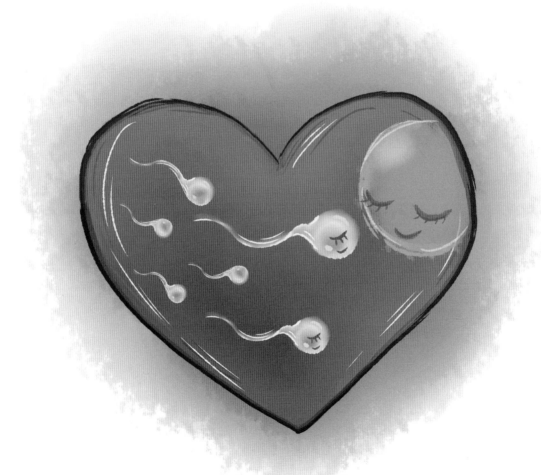

所谓男性不育，是指夫妻双方有正常性生活一年，还无法使女方自然受孕，这样的男性就可能患有不育症。说"可能"是因为生育是夫妻双方的问题，具体是一方还是双方的问题，需要接受相关检查并由医生综合分析判断。男性不育，可以分为原发性不育和继发性不育。原发性不育是指男性从未使任何一个女子受孕；继发男性不育是指男性曾经使女子受孕，后来出现了不育问题。

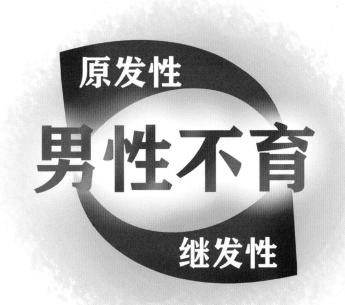

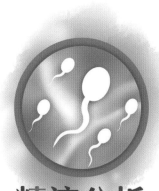

精液分析

对于男性不育的检查非常简单，只需要进行精液分析即可，没有创伤且简单易行，所以如果家庭中出现了不孕的问题，女同胞们千万不要万事自己扛，应和丈夫一起去医院，男同胞们甚至应该主动自己先检查。

（黄颖）

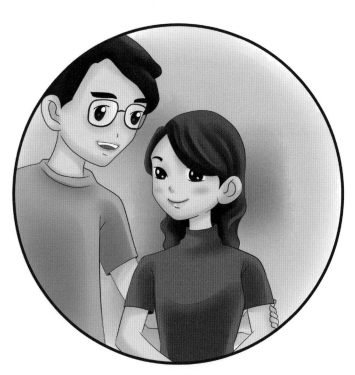

4

我老公怎么了——男性不育症的原因

通过前面的介绍，大家知道了怀孕生子不仅仅是妻子的事儿，在造成不孕的原因中，男方因素占到相当一部分比例。那么，妻子们不禁要问"大夫，我老公究竟怎么了？"

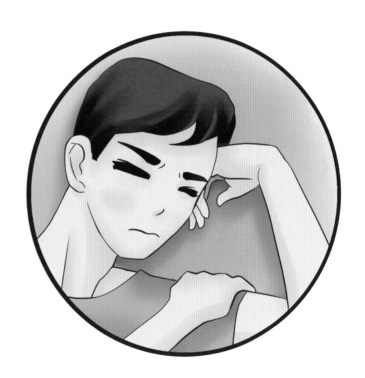

男性不育症其实是很复杂的，可能涉及很多原因。通俗来讲，可以分为性功能障碍和性功能正常两类。性功能障碍也就是男性性功能异常，最常见的性功能障碍是勃起功能障碍和射精障碍。但如果性功能障碍非常严

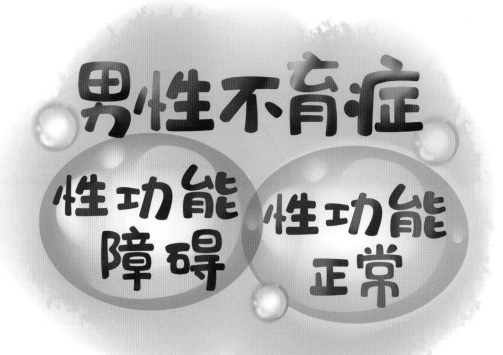

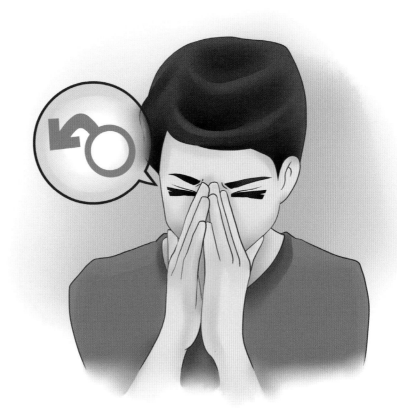

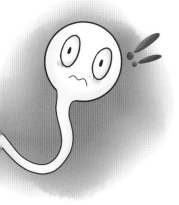

重，比如无法进行正常的性生活，就必然影响生育。临床上，绝大多数男性不育，都属于性功能正常的不育，这种情况主要是"原材料"——精子出了问题。主要可以分为以下几种情况。

1. 原材料性状差——精液不液化

　　精液中 10% 的成分是精子，剩下的精浆主要是水分。正常精液射出后很快凝成胶冻状，在以后的 15～30 分钟内又全部液化。如果超过 1 小时还黏糊糊的，那么这批精子就如同到了沼泽地，基本指望不上了。

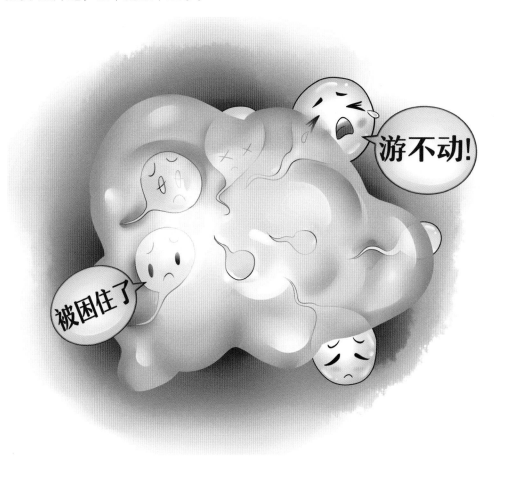

2.原材料数量少甚至没有——少精子症或无精子症

精液中精子密度低于 1500 万 /ml 时女方受孕机会减少，可能导致不育。受精的过程就是万里长征，精子要想长途跋涉、翻山越岭，成功与卵子相遇，必须兄弟众多，否则无法取得最后的胜利。睾丸本身的疾病、染色体异常导致睾丸等性器官分化不良、精索静脉曲张导致的局部压迫等均可导致生精障碍的发生。先天性输精管缺如、闭锁、逆行射精等则会导致精子无法通过射精被送入女性生殖道。

3. 原材料质量差——精子活性低

　　除了数量要达标，没有好的体魄，精子也无法穿越山河大海与卵子相遇。我们将勇往直前向前冲的精子称为前向运动精子，它们属于运动健将，受精全靠它们。如果这类精子的比例过少，而精液中多为原地打转或躺着不动的精子，那么也很难成功受精。

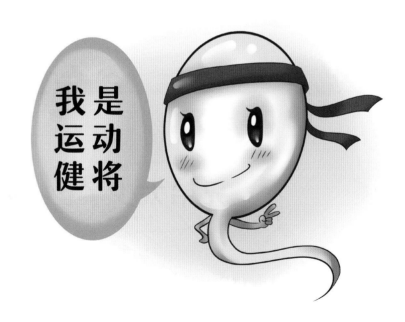

所以，想要知道你的老公到底怎么了，赶紧带着他去医院做个精液检查吧！

（黄颖）

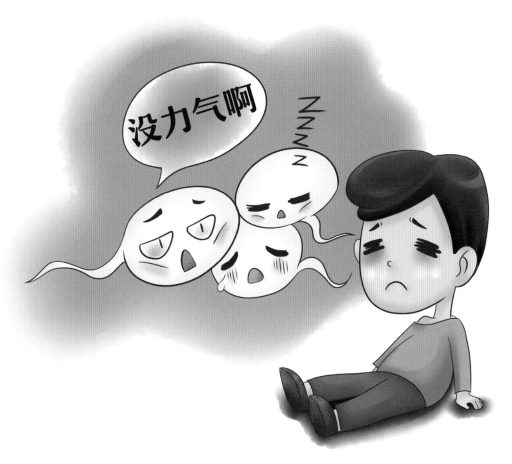

5

何时该去医院？

"我需要去求助辅助生殖吗？"一些备孕女性在计划怀孕几个月后仍没有见到期待中的"两道杠"，经常会产生这样的疑问。

总的来说，夫妻一年内未采取任何避孕措施，性生活正常而没有成功妊娠，在医学上称为不孕症，这时就应该寻求生殖科医生的帮助。

要想真正了解何时就医，我们需要了解常见的不孕原因，以"对号入座"。

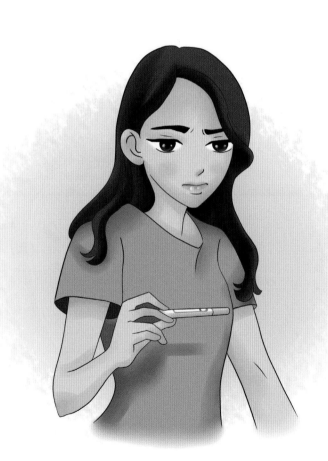

1. 排卵障碍

患者如果有月经不规律，尤其是月经周期超过 35 天，加上肥胖、痤疮、多毛等表现，很可能患有多囊卵巢综合征。多囊卵巢是指 B 超下可探及卵巢中多个小卵泡而无优势卵泡。没有成熟卵泡就不能排卵。这也是最常见的排卵障碍的原因。女性可在家自己通过测量基础体温以及应用排卵试纸等监测排卵。如果连续几个月都没有排卵，又有怀孕需求，就应尽快就医。

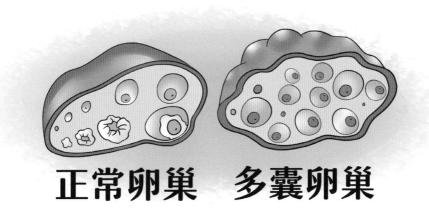

正常卵巢　多囊卵巢

2. 女性生殖道畸形

包括双子宫、双阴道、单角子宫、残角子宫、纵隔子宫、阴道纵隔等。生殖道畸形在多次流产史的患者中常见，常在 B 超检查中发现。合并这类疾病也需尽快就医，因为有些生殖道畸形需要手术处理。

3. 输卵管因素

如果患者既往有宫外孕病史，或是做过输卵管造影提示输卵管梗阻，加上长时间的未避孕未孕，也该去医院进一步检查或辅助受孕。

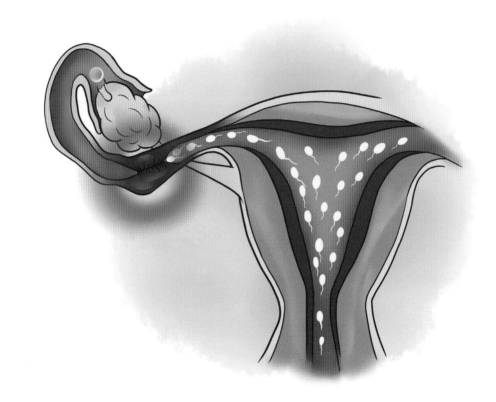

4. 卵巢储备功能减退

常见于年龄大的女性，既往有卵巢手术史，合并卵巢巧克力囊肿等，或者既往进行过全身化疗，这些都会对卵巢功能造成影响。

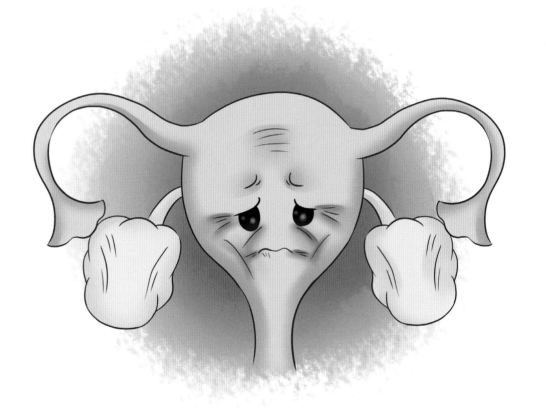

5. 染色体异常

　　如果夫妻一方有明确的染色体异常也应该去生殖医学中心咨询、评估。

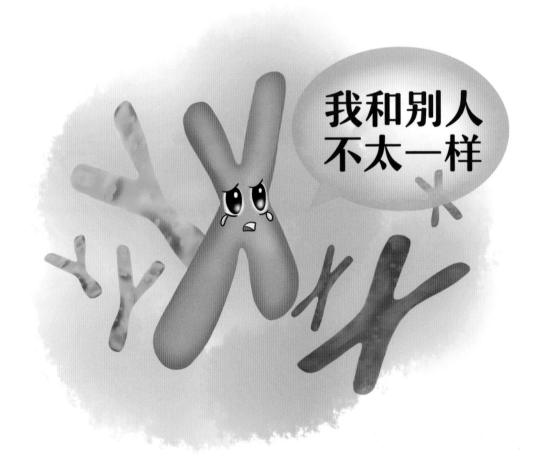

6. 男方因素

很多不孕夫妻经过检查后发现其实是男方因素所致不孕。少精子症、弱精子症甚至无精子症都需在医院检查精液才能明确。所以不孕的女性就诊时应尽量带着自己的爱人一起检查。

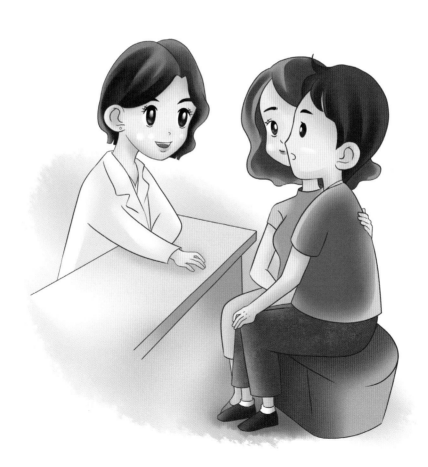

7. 反复发生流产

还有一些夫妻，并不是"怀不上"，而是"怀不好"。能够很顺利地怀孕，但总是发生流产，这种情况医学上称为"复发性流产"。关于复发性流产的医学定义，各国略有差别。我国专家建议连续发生 2 次流产就应引起重视，应积极就医，进行相关评估。不同时期发生的流产病因各不相同。怀孕满 12 周之前发生的流产，称为"早期流产"。其反复发生的原因可能包括遗传因素、内分泌异常、生殖免疫功能紊乱及血栓前状态等。而怀孕 12~28 周发生的流产称为"晚期流产"，其可能的影响因素更为复杂，需要根据胎儿是否有生机，进行相关评估。

8. 不良孕产史

除了反复流产以外，还有一些夫妻有过异常的孕、产史，比如胎儿畸形、出生缺陷、患有遗传性疾病，妊娠期或分娩时异常导致流产、早产甚至胎死宫内、新生儿死亡等。一些患者可能需要完善进一步的检查，经过评估后再尝试再次妊娠，例如染色体的检查、基因病筛查，甚至可能需要试管婴儿技术的帮助筛选胚胎。

通过上面的介绍，大家应该对不孕的原因有了大致了解。很多患者会问："是不是我去了生殖医学中心就需要做试管婴儿？"答案是否定的。医生会根据不同的不孕原因为患者制订"专属"助孕方案。所以，如果有上述情况或者规律性生活试孕 1 年还没有怀孕，建议尽快去生殖医学中心就诊。

（孙迪）

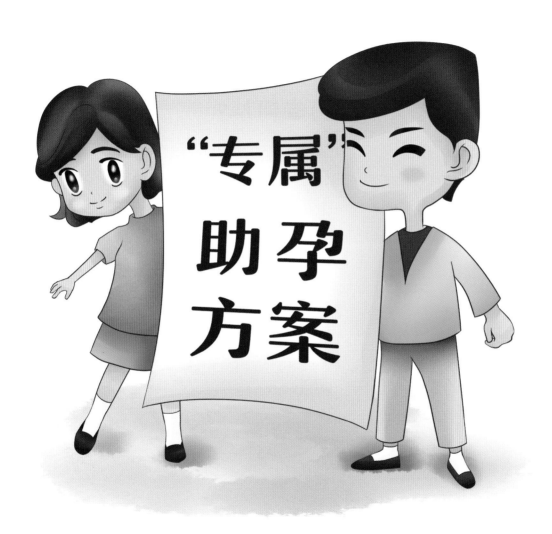

6

医院这么大，我该何去何从？

怀孕需要夫妻双方共同努力，就诊时也应夫妻双方同时就诊，通过男女双方的全面检查找出不孕原因是诊断治疗不孕症的关键。

一、筛查与明确不孕病因

1. 采集男女双方病史

女方病史包括不孕年限、近期心理、情绪、进食情况，有无过度运动史，有无泌乳伴或不伴头痛和视野缺损、体重改变，详细月经婚育史、个人

史、家族史、治疗史等。

　　男方病史包括不育年限、性生活史、性交频率和时间，有无性交或射精障碍，手术史，有无高温环境暴露、吸烟、酗酒、吸毒等。

　　2. 体格检查

　　检查体格发育及营养状况，包括身高、体重、体脂分布特征，乳房发育及甲状腺情况，注意有无皮肤改变，如多毛痤疮和黑棘皮征等。进行详细的专科查体。

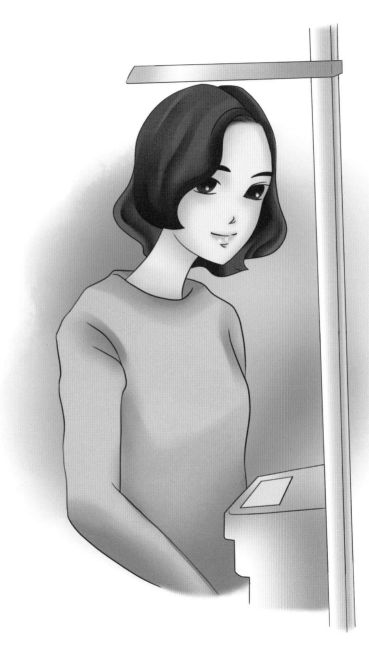

3. 评估卵巢储备功能

一般来说，首先测定相关激素水平，以帮助评估卵巢储备功能，包括抗米勒管激素（AMH）及月经周期第 2~4 天的性激素检查（包括卵泡刺激素、黄体生成素、雌二醇、孕酮、睾酮、催乳素）。妇科超声检查有助于评估子宫及卵巢的情况。其他化验 / 检查应根据进一步助孕方式的选择来进行。

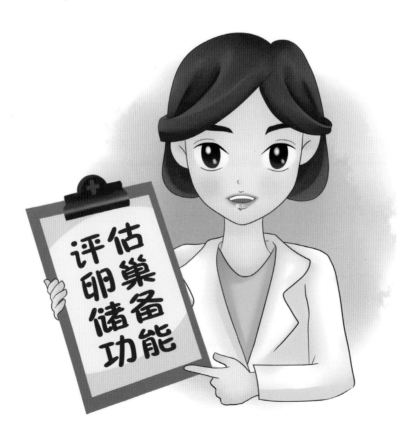

4. 专科检查

医生根据既往病史进行个体化检查，例如染色体核型分析、排卵监测（包括通过排卵试纸及 B 超监测排卵）、子宫输卵管造影（包括子宫输卵管 X 线造影及子宫输卵管超声造影）、宫腔镜检查、子宫内膜活检、宫腔镜 – 腹腔镜联合检查、免疫相关检查等。

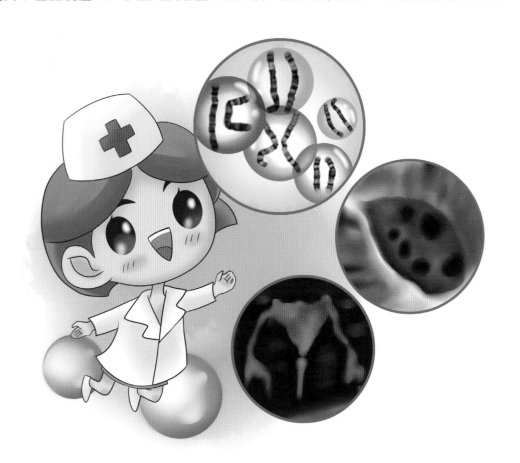

二、对因治疗

根据上述检查，大致将不孕症病因分为女方因素、男方因素、双方因素或不明原因不孕。其中女方因素包括盆腔因素、排卵障碍等。女性生育力与年龄密切相关，治疗时应充分考虑患者的卵巢生理年龄，选择合理、安全、高效的个体化方案。对于肥胖、消瘦、有不良生活习惯或有不良环境接触史的患者，首先应要求患者改变生活方式；性生活异常者在排除器质性疾病的前提下可给予指导，帮助其了解排卵规律，调节性交频率和时机，以增加受孕机会。

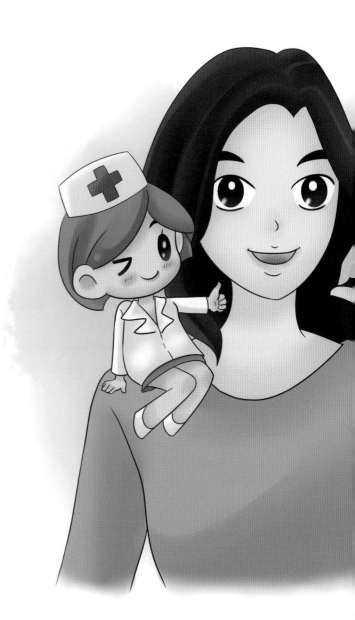

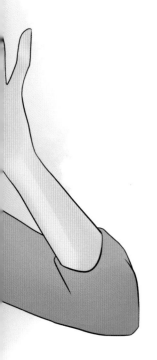

1. 纠正盆腔器质性病变

包括治疗输卵管梗阻、粘连、输卵管积液、卵巢肿瘤、子宫肌瘤、子宫内膜异位症、内膜息肉、纵隔子宫、宫腔粘连、生殖系统结核等疾病。

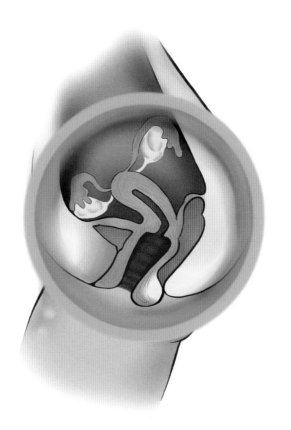

2. 诱发排卵

对有排卵障碍的女性，可用氯米芬、来曲唑、尿促性素等诱发排卵。

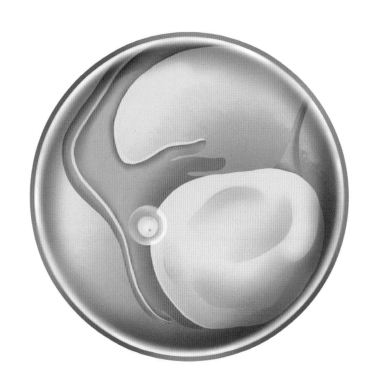

3. 不明原因不孕的处理

可行期待治疗，也可根据患者卵巢功能施行 3~6 个月人工授精助孕，若仍未受孕可考虑行体外受精 – 胚胎移植助孕。

4. 人工授精

对于具备正常发育的卵泡、正常范围的活动精子数、健全的女性生殖道结构、至少一条通畅的输卵管的不孕不育症夫妇可采取人工授精治疗。

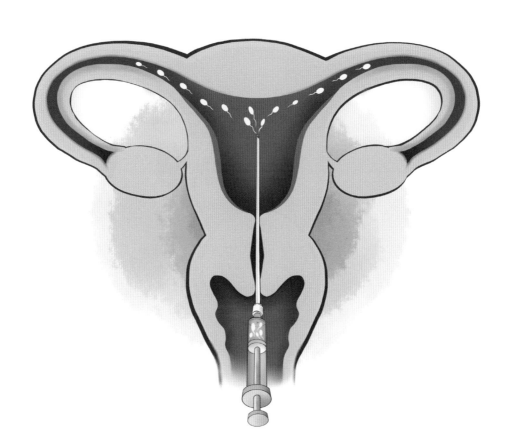

5. 体外受精 – 胚胎移植

俗称"试管婴儿"，临床上对输卵管性不孕、不明原因不孕、子宫内膜异位症、男性因素不育症、排卵异常及宫颈因素不孕患者，经其他常规治疗无法妊娠者可采用此方法。

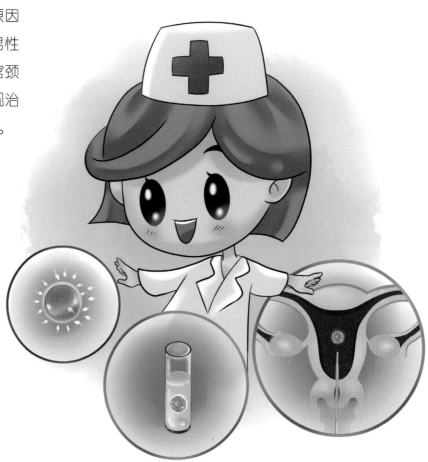

三、心理支持与疏导

为帮助患者适应医学检查与治疗，夫妻双方可同时进行心理疏导与治疗，以减轻焦虑与紧张情绪。

（孙迪）

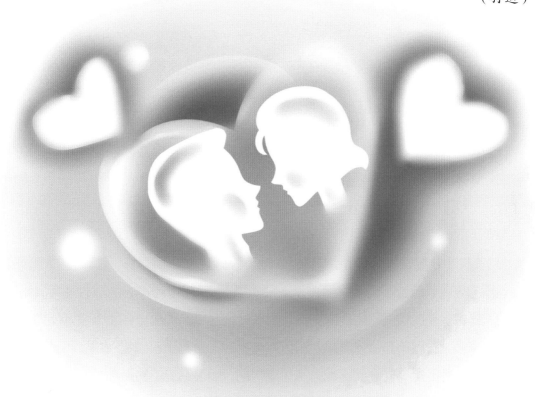

7

你了解男性不育症的检测手段吗？

　　不孕不育症是威胁人类健康的第三大疾病。全世界不孕不育夫妇6000万~8000万对，中国不孕不育夫妇至少1000万对。再加上现代生活习惯和环境的影响，不孕不育患者数量逐年上升，形势非常严峻。

　　为什么会发生不孕不育呢？是因为男女双方或其中一方生殖系统有问题，阻碍胎儿形成。近年来，男方因素导致的男性不育症越来越多，严重影响男性的心理健康和身体健康。男性不育症应该早发现，早治疗。具体需要做哪些医学检测才能达到早发现的目的呢？下面，我们就来聊聊这个话题。

　　"大夫，我结婚好几年了，老婆身体没问题但一直怀不上，我作为男人羞于启齿，感觉压力好大，都快不好意思面对家人朋友了。"我在生殖中心坐诊时经常听到男性患者们这样说。受此类问题困扰的男性患者要调整心态。现代男性工作生活压力大，应酬多，锻炼少，导致不育症经常找上门。不育症并不是羞于启齿的疾病，患者千万不要不好意思，一定要第一时间到正规医院寻求帮助，通过系统的检查和分析，由医生进行综合判断，给予最有效的帮助和治疗。一般来说，患者需要经过标准的病史采集、体格检

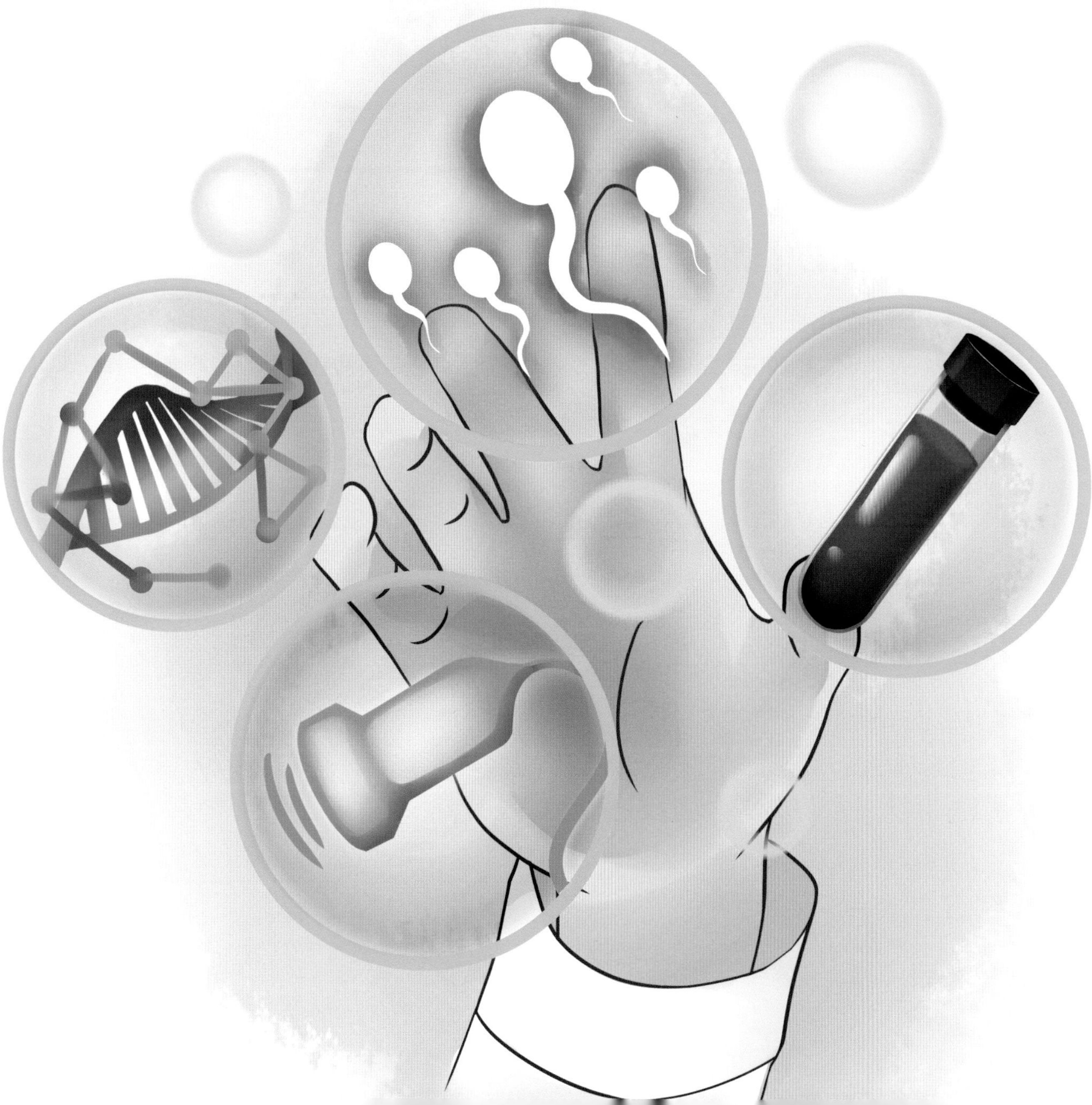

查和必要的辅助检查，由医生进行评估。其中，辅助检查主要是精液分析，必要时患者还可能需要测定血清激素，进行基因检测和超声检查。

一、病史与体格检查

病史是评估男性不育症的重要内容，包括婚育史、性生活史、生长发育史、手术史、既往疾病史、用药史、职业、家族遗传病史等。体格检查应注意第二性征等全身体检及男性生殖系统的专科查体。

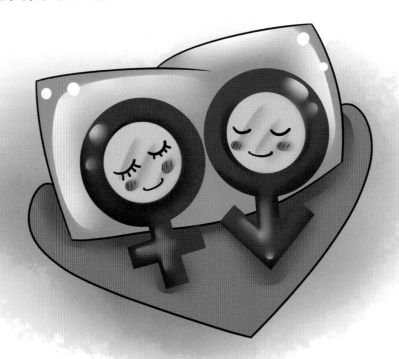

二、精液分析

　　精液分析是男性不育症的重要检查方法，可以将需要手术治疗（如无精子症）的不育男性与可能自然受孕的男性区分开，并预测其生育潜力。该项分析需要禁欲 3~7 天，用体外排精法采集精液，1 小时内检查。精液参数是高度可变的生物学指标，因此需要至少进行 2 次精液检测，理想情况下 2 次检测时间至少相隔 1 个月。目前最常用的精液情况判断标准为《世界卫生组织人类精液检查与处理实验室手册》（第 5 版）。精液检测结果的判定可参考如下标准。

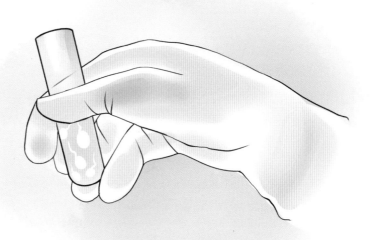

精子总数 $< 39 \times 10^6$/ml 或精子浓度 $< 15 \times 10^6$/ml 为少精子症。应优先考虑精子总数，因为精子总数优于精子浓度。少精子症又可分为：轻度少精子症（精子浓度 $\geq 10 \times 10^6$/ml 且精子浓度 $< 15 \times 10^6$/ml）、中度少精子症（精子浓度 $\geq 5 \times 10^6$/ml 且精子浓度 $< 10 \times 10^6$/ml）、严重少精子症（精子浓度 $\geq 1 \times 10^6$/ml 且精子浓度 $< 5 \times 10^6$/ml）、极度少精子症（精子浓度 $< 1 \times 10^6$/ml）、隐匿精子症（新鲜精液制备的玻片中没有精子，但在离心沉淀团中可发现精子）。

三、实验室检查

1. 激素测定

男性的性激素主要由性腺合成、分泌。男性的性腺指睾丸。性腺功能减退分为原发性和继发性两种：原发性性腺功能减退由病理因素导致的睾丸睾酮合成受损引起；继发性性腺功能减退由下丘脑或垂体缺陷导致的促性腺激素水平低下引起。原发性和继发性性腺功能减退均可导致精子参数异常或无精子症。

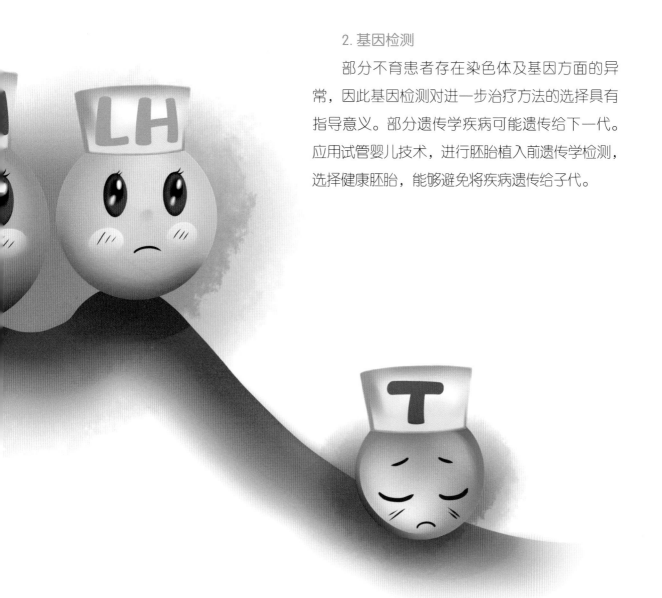

2. 基因检测

　　部分不育患者存在染色体及基因方面的异常，因此基因检测对进一步治疗方法的选择具有指导意义。部分遗传学疾病可能遗传给下一代。应用试管婴儿技术，进行胚胎植入前遗传学检测，选择健康胚胎，能够避免将疾病遗传给子代。

四、超声检查

虽然男性的外生殖器可通过体格检查进行全面评估，但必要时也可通过超声检查获得更多的信息。阴囊超声可能有助于发现梗阻的迹象（如睾丸扩张、附睾增大、囊性病变或输精管缺失），并能显示睾丸发育不良的迹象（如睾丸结构不均匀、血管不全），还可发现微出血或睾丸肿瘤。对于精液容量低且怀疑远端梗阻的患者，必要时需行经直肠超声。

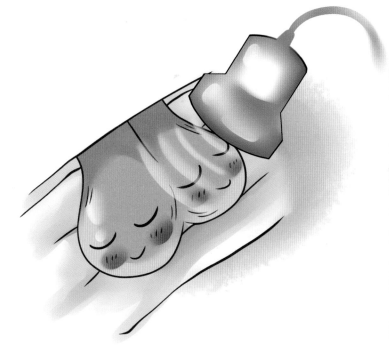

五、睾丸活检

睾丸活检可以清楚地显示睾丸内是否有精子。可通过生精细胞的数量、分布来判断生精情况，为之后的助孕提供指导。睾丸活检能够决定是否下一步行卵细胞质内单精子注射（intracytoplasmic sperm injection，ICSI）。若未发现精子，可能需要考虑供精。部分患者生精情况不好，精子发生可能是局部的。盲穿有可能没穿到有精子的部位。为避免这种情况的发生，可进一步采用显微取精，即在显微镜下观察睾丸生精小管的分布，找可能有精子的地方取精。显微取精使患者增加了拥有自己遗传学后代的机会。大约 50% 的非梗阻性无精子症患者可以通过显微取精的方法找到精子，患者就可以接受试管婴儿技术助孕，拥有自己的遗传学后代。

（何艺磊）

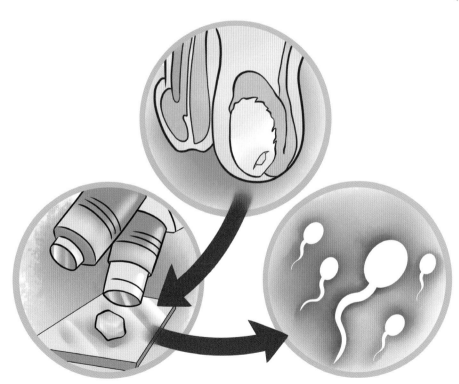

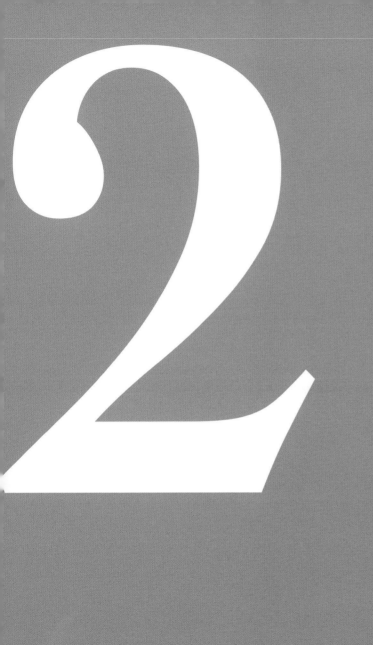

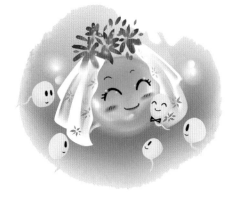

揭开辅助生殖技术的神秘面纱

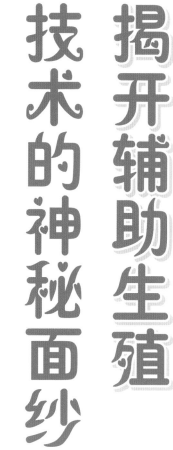

8

说说常见助孕技术

繁衍后代是人类生存的重要主题，随着经济的发展以及晚婚晚育的趋势，我国不孕症患者逐年增加，目前约占生育人口的15%。助孕技术为很多不孕症患者带来福音。助孕技术多种多样，下面介绍最常见的几种。

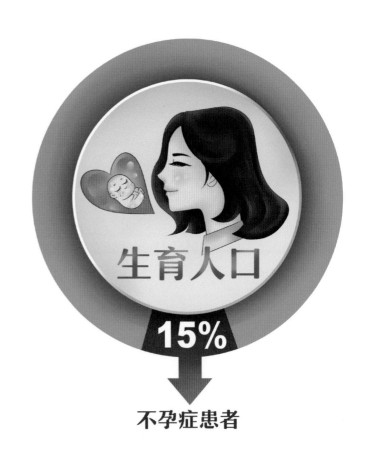

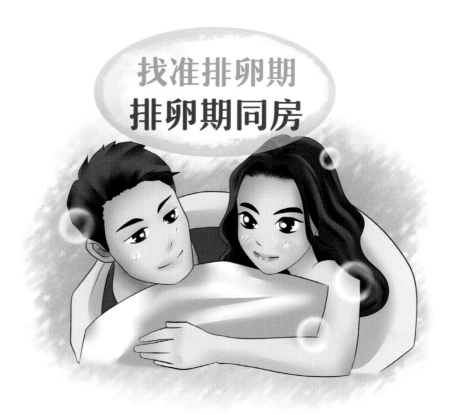

找准排卵期
排卵期同房

监测排卵

很多想要怀孕的女性去医院做检查之后发现身体并没有健康问题，那为什么总是怀不上呢？因为她们往往忽略掉抓住时机，那就是一定要找准自己的排卵期，排卵期同房能够提高受孕概率。卵子排出后的 12 小时是受精的最佳时期，同时也是女性成功怀孕的最佳时期。

诱导排卵

　　诱导排卵是借助一些药物促进卵母细胞的发育。其实正常女性一个生理周期一般只会有一个卵泡成熟。卵泡里面是卵母细胞。正常情况下，女性不需诱导排卵也能怀上宝宝。但是对于有排卵障碍或者只有一侧输卵管通畅的女性来说，诱导排卵就是一个不错的助孕方法。

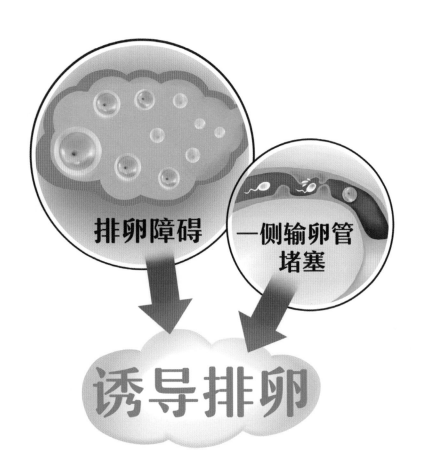

排卵障碍

一侧输卵管堵塞

诱导排卵

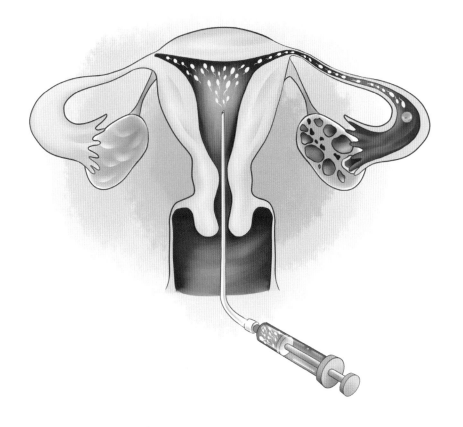

人工授精

　　人工授精以非性交方式将精子送入女性生殖道内，使精子与卵子自然结合，从而实现受孕。按精液的来源不同，分为夫精人工授精和供精人工授精。按"送入"精子的部位不同，常用的有阴道、宫颈和宫腔内人工授精。

体外受精 – 胚胎移植

体外受精 – 胚胎移植即大家通常说的试管婴儿技术。该技术是将从母体取出的卵子和丈夫取出的精液，置于体外培养系统中，使精卵在体外结合，受精后发育成胚胎；再将培养好的胚胎"送"回母体子宫内，胚胎在母体子宫内种植、发育并最终分娩。因此，试管婴儿技术并不是在试管中长成的婴儿，只是早期在试管中度过了几天培养时光。

卵细胞质内单精子注射

顾名思义，这项技术是将精子注入卵子中，帮助其完成受精结合的过程。为什么会需要这项技术呢？主要是因为有的卵子和精子无法自然结合，例如丈夫患极重度少精子症、弱精子症（精子活力低下）、畸形精子症（异常形态精子的比例高），或者经穿刺手术获得的精子，还有少部分夫妇可能存在精卵结合障碍，这时就需要卵细胞质内单精子注射技术的帮助。卵细胞质内单精子注射技术又称第二代试管婴儿技术。由实验室的胚胎师选择一个形态正常的精子，用一根头发丝一样细的针，将其注入卵子中，完成受精。

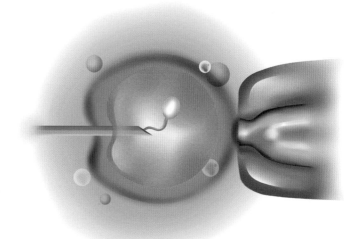

胚胎植入前遗传学检测

胚胎植入前遗传学检测也称第三代试管婴儿技术，即通过取出胚胎中的几个细胞进行遗传学分析，筛选遗传物质正常的胚胎，以避免染色体病或者其他遗传性疾病的发生。随着科学技术的发展，分析准确性提高，越来越多的遗传性疾病可以通过这项筛查技术避免遗传给后代，从而给更多的家庭带来福音。

（何艺磊）

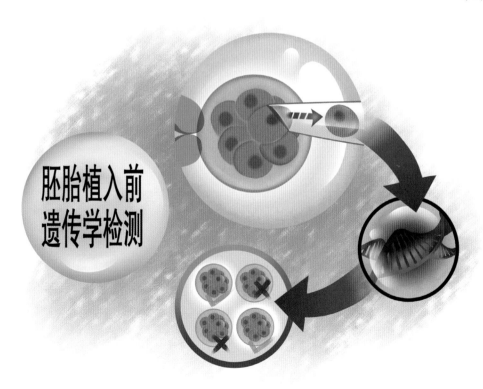

9

小小卵泡何日破卵而出？

掌握排卵规律和排卵时间可以为怀孕及避孕创造条件。女性根据自身情况可以选择适宜的排卵监测方法，并可以通过以下几种方法推算排卵时间。

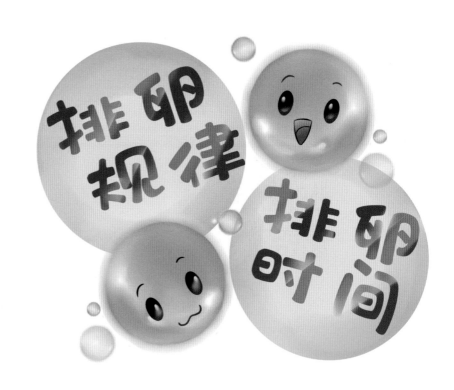

1. 月经周期记录

正常女性月经周期为 24～35 天。生育年龄的妇女在下一次月经来潮前约 14 天排卵。月经规律的女性，可以记录自己的月经来潮时间，通过自身的月经周期推算排卵时间。假设月经周期为 30 天，排卵时间通常为从月经开始日开始计算的第 15 天或第 16 天（30－14=16）。再假设月经周期为 28 天，排卵时间通常为从月经开始日开始计算的第 14 天（28－14=14）。现在也有一些简便的应用程序可以帮助记录月经周期，推算排卵时间。但需要注意的是，由于身体状态不同，月经周期可能也会发生变化。单纯通过月经周期推算可能会有一定的误差，尤其是对月经周期不规律的女性，建议同时联用其他方法。

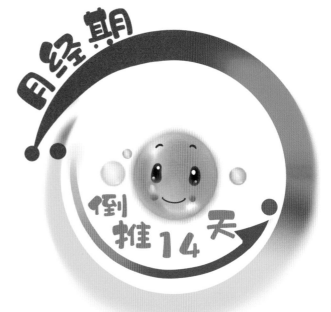

月经期 倒推14天

●经期第一天
●排卵期

2. 基础体温测定

基础体温测定是一种简单、费用低的推算排卵日期的方法。每日起床前在安静状态下测量体温，把温度表放置舌下 5～10 分钟，记录体温。将每日体温连线。正常女性在月经期和排卵前基础体温较低，在排卵后由于孕激素的释放，基础体温可升高 0.3～0.5 ℃。月经周期中基础体温无明显上升称为单相基础体温，表示无排卵。如在排卵后出现体温升高并维持 12～14 天，提示有排卵并且黄体功能正常。监测 3 个月基础体温，可以据此总结出排卵规律。需要注意的是，排卵后体温才会上升，因此记录基础体温主要是帮助女性了解自身的排卵规律，而不是真正

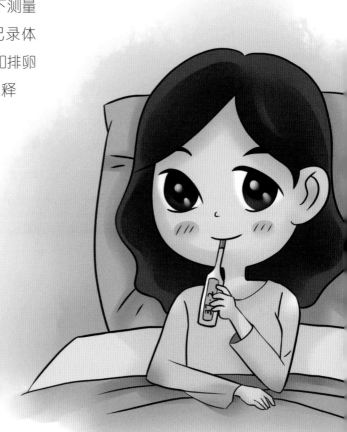

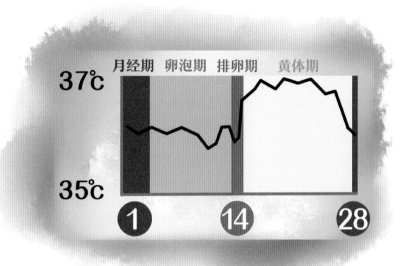

"预测"排卵。另外，基础体温的测定要求保证足够睡眠时间，而且需要睡到"自然醒"，这对于上班族女性来说，可能有一定难度。

3. 宫颈黏液检查

宫颈黏液受卵巢分泌雌激素、孕激素影响而发生周期性变化。宫颈黏液在排卵前及排卵日较多。

排卵前，由于雌激素的作用，黏液量增加，黏液会出现拉丝，长度可达 10 厘米以上。宫颈黏液清亮，呈蛋清样，有利于精子穿过。在显微镜下宫颈黏液涂片可见羊齿状结晶。

排卵后，由于孕激素的作用，宫颈黏液变黏稠。涂片检查呈现多个椭圆体。

随着超声监测技术的普及，宫颈黏液检查的应用明显减少。但自行观察阴道分泌物依然是一种自我监测排卵的简便方法。

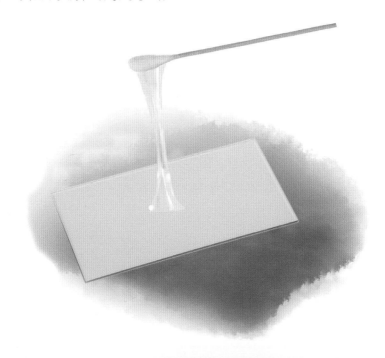

4. 通过超声监测卵泡发育

超声可以准确评估子宫和卵巢的大小、形态，帮助诊断多囊卵巢综合征等影响排卵从而导致不孕的疾病。连续进行超声检查可直观显示卵泡生长情况。月经规律的女性一般可从月经周期第 8~10 天开始监测，有助于了解有多少卵泡同时发育及较大卵泡的直径。连续监测卵泡发育，可以看到优势卵泡并观察卵泡生长速度。当优势卵泡直径达 18~22 毫米时，可能在 24 小时左右排卵，可据此安排同房时间。排卵后进行超声检查可见卵泡消失或萎缩及盆腔积液。

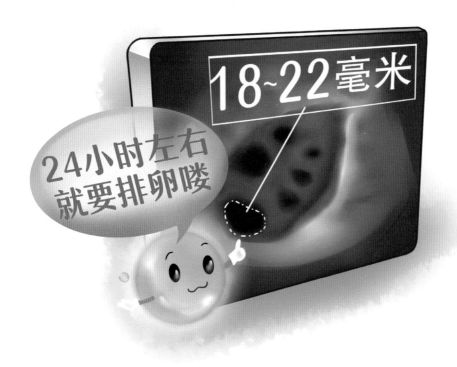

5. 尿黄体生成素试纸

正常生理周期中，排卵前垂体会释放黄体生成素（LH），黄体生成素迅速达峰可促进卵泡成熟和释放，因此黄体生成素峰值（即 LH 峰）出现也是提示排卵的重要指标。通常 LH 峰出现 24 小时内排卵。尿液中 LH 水平也随着血中激素浓度变化而变化，尿液中也可以检测出 LH 峰。因此可通过尿黄体生成素试纸监测排卵，安排适宜的同房时间。但需要注意的是，由于尿液中激素的浓度受饮水量等因素影响，在使用 LH 试纸时需遵照说明书的指导。

（张馨雨）

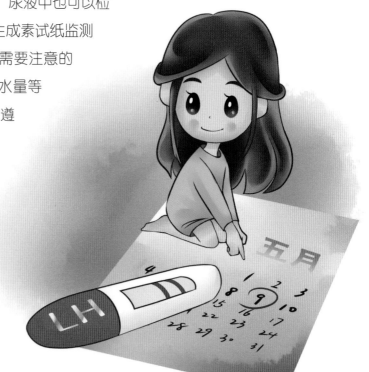

10

认识助孕催化剂——促排卵药物

促排卵药物可以帮助无排卵及排卵异常的不孕患者恢复排卵，需要在有经验的医师指导和监测下使用。

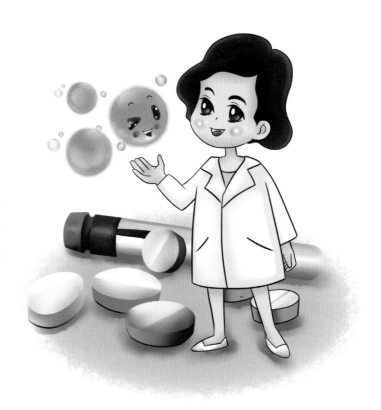

促排卵药物可通过模拟正常卵泡生长周期，促进优势卵泡生长（理想状态为 1~2 个优势卵泡发育），这一过程称为诱导排卵。也可应用在体外受精 – 胚胎移植（试管婴儿技术）中，促排卵药物促进多个卵泡同时发育，这一过程称为控制性卵巢刺激。

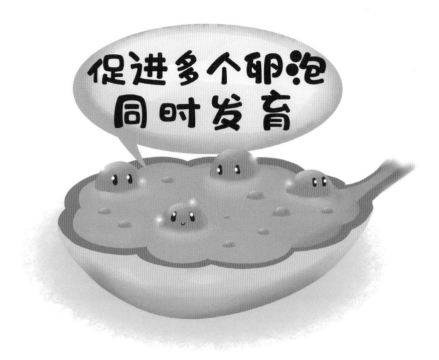

常用的口服促排卵药物包括氯米芬（clomifene，CC，克罗米芬）和来曲唑（letrozole）。注射药物包括：尿促性素（human menopausal gonadotropin，hMG）、卵泡刺激素（follicle-stimulating hormone，FSH）、人绒毛膜促性腺激素（human chorionic gonadotropin，hCG）。在控制性卵巢刺激过程中还可能用到促性腺激素释放激素（gonadotropin-releasing hormone，GnRH）类似物，包括 GnRH 激动剂和 GnRH 拮抗剂。

1. 氯米芬

氯米芬在月经周期第 2~5 天开始口服，每天 50~150 毫克，共应用 5 天。在月经周期第 12~14 天超声监测卵泡生长和子宫内膜厚度，当卵泡直径达到 19~24 毫米时可使用 hCG，指导同房或进行人工授精助孕。氯米芬会增加多胎妊娠率及流产率，部分患者会出现头晕、燥热及潮红等不适。氯米芬需在医师指导下应用。

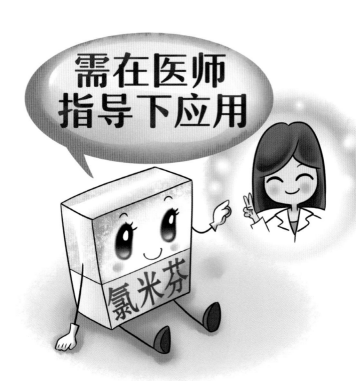

2. 来曲唑

来曲唑在月经周期第 2~5 天开始口服，每天 2.5~7.5 毫克，连续应用 5 天。在月经周期第 12~14 天超声评估卵泡生长和子宫内膜厚度，指导同房或行人工授精助孕。来曲唑可与促性腺激素联合应用，以减少超排卵中促性腺激素用量。来曲唑优势在于多胎妊娠的发生率较低，对于子宫内膜影响较小，有利于胚胎着床，减少流产的发生率。

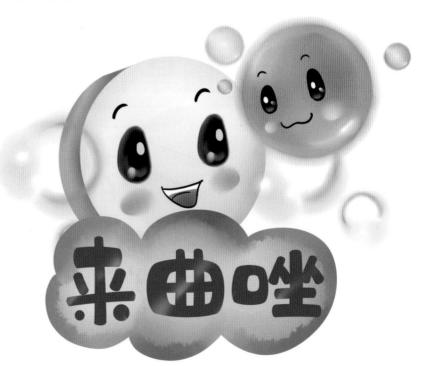

3. 促性腺激素

促性腺激素包括尿促性素（hMG）（含有 FSH 和 LH）、卵泡刺激素（FSH）和人绒毛膜促性腺激素（hCG）。hMG 和 FSH 主要用于口服药物诱导排卵效果不佳或未妊娠，以及体外受精 – 胚胎移植过程中的控制性卵巢刺激。hMG 还适用于低促性腺激素性闭经患者（低 LH、FSH 和 E_2）。hCG 可以促进卵泡成熟，并可用于后续的保胎治疗。

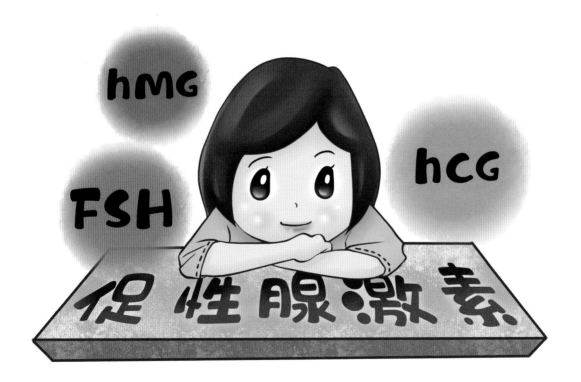

4. 促性腺激素释放激素（GnRH）类似物及拮抗剂

（1）GnRH类似物抑制体内的FSH及LH分泌，使卵泡停止生长和发育，雌激素水平下降，内源性排卵过程被抑制。在此基础上可以通过外源性促性腺激素诱导多个卵泡同时发育成熟，以便收集多个卵子供体外受精使用。这也是试管婴儿技术的促排卵治疗中经典长方案促排卵的原理。

（2）GnRH拮抗剂可以拮抗GnRH受体，抑制内源性促性腺激素分泌，与GnRH类似物相比，其用法相似，但用药时间短，不良反应发生率较低，可减少促排卵天数及促性腺激素用量。

（张馨雨）

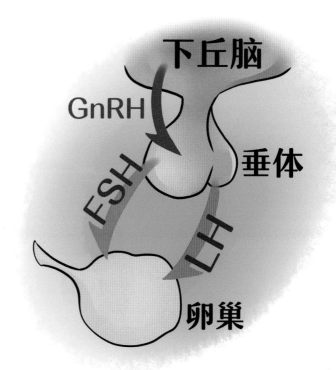

11

揭秘人工授精

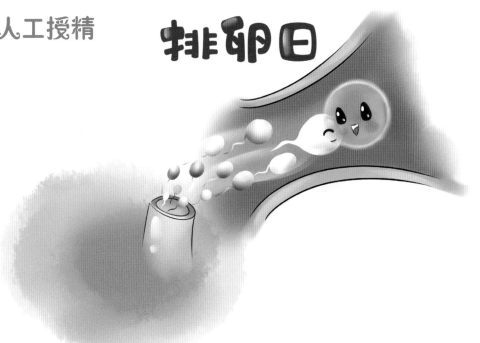

排卵日

什么是人工授精？人工授精通俗说就是在合适的"时间"、合适的"地点"，遇到合适的"他"！也就是在女性排卵日前后，将筛选出的优质精子，注入女性的生殖道内，让活力好的浓缩精子增加与卵子相遇的机会，从而增加妊娠概率的一种助孕方式，最常用的是宫腔内人工授精。人工授精的优点是其与自然怀孕的原理相仿，比较贴近于自然的生理状况，可以说是最简单、最贴近自然的助孕方式；同时费用低廉，术后用的药物也比较少，比较容易被患者接受。

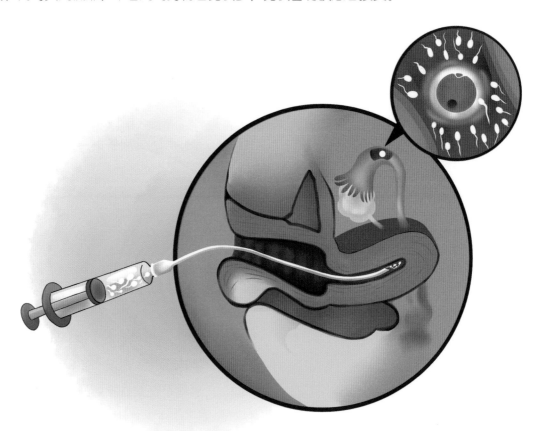

什么情况下可以做人工授精

由于与自然妊娠过程相似，因此，接受人工授精治疗的女性，需要至少有一侧输卵管通畅，出现以下任一情况可考虑行人工授精。

（1）男性性功能障碍，精子不能进入阴道：由于精神因素、神经因素及药物所致阳痿，不射精等；男方或女方生殖道异常。

（2）宫颈及黏液异常：如宫颈炎症及黏液中存在抗精子抗体等。

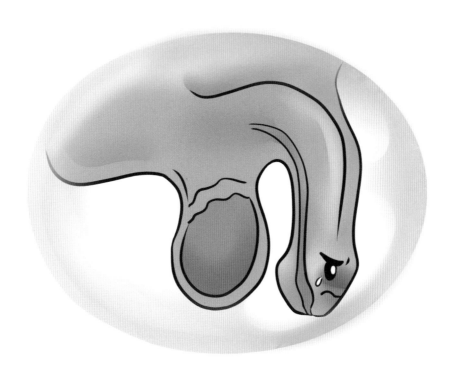

（3）免疫性不育：夫妻一方或双方抗精子抗体阳性，性交后试验不佳者。

（4）精液异常：如精液量少，精子活力低下，精液不液化。

（5）不明原因的不孕不育症。

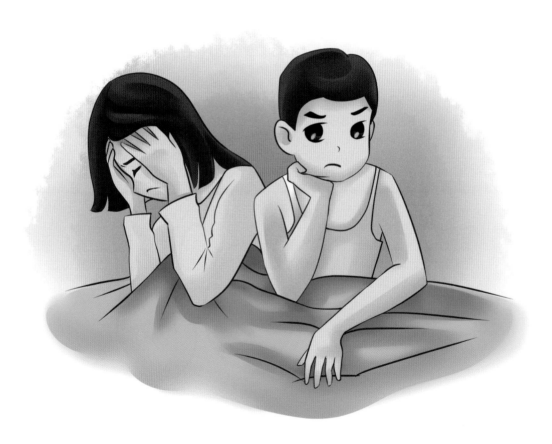

人工授精如何做

　　人工授精的流程很简单。对于月经规律、排卵正常的女性可以不用药物干预，进行自然周期的人工授精。对于有排卵障碍、自然周期卵泡发育不良、年龄35周岁以上的患者，可能需进行促排卵治疗。完善术前检查后，人工授精当天，经过对患者证件和身份的核对，男方在取精室采集精液，送交实验室。1~2小时后，通知女方进入授精室，进行人工授精操作。人工授精过程不需要麻醉，全过程仅需几分钟，基本没有疼痛。做完平卧半小时即可正常活动，不影响日常工作及生活。

　　当男方患不可逆的无精子症、染色体遗传疾病等时，可以使用精子库捐赠的精子生育后代，也叫做供精人工授精。如果夫妻双方商议后决定选用精子库的精子使女方受孕，夫妻双方需要签署协议，申请使用供精，并对

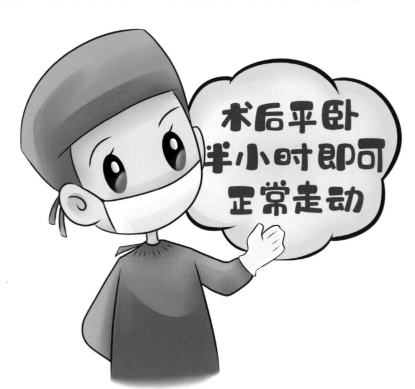

术后平卧半小时即可正常走动

体貌特征等进行匹配。需要强调的是，供精人工授精使用的精子是"捐献"精子，从生理学角度来讲和爸爸没有血缘关系，但夫妻双方对供精宝宝同样应悉心抚养。同时，精子库对精子的捐赠者个人信息是保密的，为了避免日后发生近亲结婚等问题，接受供精助孕的夫妻，一定要配合精子库的随访，并提供需要的相关信息。

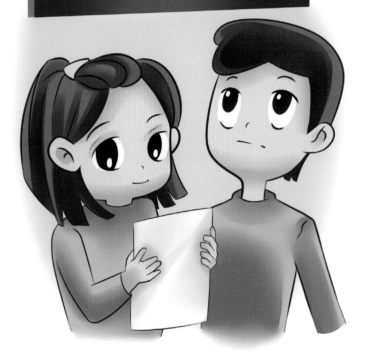

对于患者而言，人工授精技术可以尝试，但也不能一直做下去。如连续 3 次人工授精不成功，继续做人工授精的成功率将偏低，建议进一步检查不孕的可能原因，比如可以通过宫腔镜、腹腔镜检查输卵管通畅性，明确盆腔状况，或者尝试通过试管婴儿技术助孕。

（王丁然）

12

揭秘试管婴儿技术

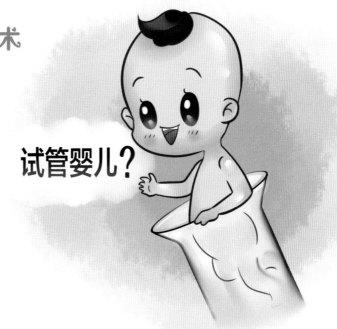

试管婴儿？

大家常将借助于体外受精－胚胎移植（in vitro fertilization and embryo transfer, IVF-ET）技术出生的婴儿称为"试管婴儿"，虽然我们都知道事实上这些宝宝并不是在试管中孕育的。

体外受精 – 胚胎移植技术（IVF–ET 技术，俗称试管婴儿技术）是医生通过手术等方式，把卵子和精子都取出体外，让它们在体外人工控制的环境中完成受精过程，然后把受精后形成的早期胚胎移植回母体子宫中，在妈妈子宫中完成孕育，并最终分娩。这些"试管婴儿"也是在妈妈的子宫内孕育成长的。

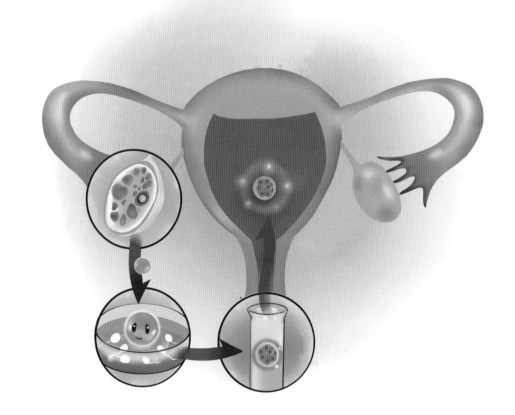

试管婴儿技术发展迅速。随着不孕不育夫妻的增加，越来越多的人在苦恼，自己是不是应该借助试管婴儿技术的帮助来怀孕呢？试管婴儿技术需要患者接受药物治疗和手术取卵等有创操作，有一定痛苦和风险，并不是所有不孕不育的夫妇都需要接受试管婴儿技术助孕。目前适用试管婴儿技术的情况包括：①女方存在明确的输卵管梗阻；②男方患重度少精子症、弱精子症或男方为无精子症患者；③女方有比较严重的子宫

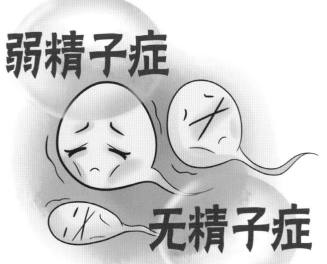

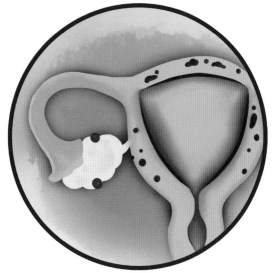

内膜异位症；④女方存在排卵障碍等。

很多人觉得试管婴儿技术的过程很神秘。事实上，这一技术过程可以简单分为体外受精和胚胎移植两大步骤，即取出女性的卵子，取出男性的精子，在体外完成受精过程，形成胚胎，再移植回母体子宫。具体来看，每一步都非常重要。

最开始女方需要进行促排卵治疗。正常情况下女性每个月只排1个卵子，但在试管婴儿技术助孕过程中，不是每个卵子都能受精，不是每个受精卵都能发育成有活力的胚胎，因此要从女性体内获得多个卵子，才能保证有可以移植的胚胎，这就需要对女性进行促排卵治疗，使女性在取卵前能够有一定数目的成熟卵泡。

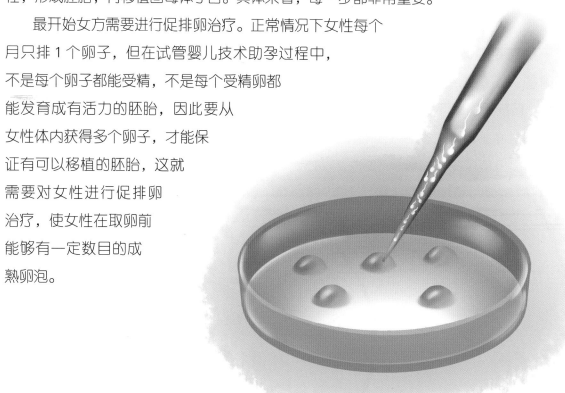

接下来就是取卵手术，医生在超声引导下应用专门的取卵针经阴道穿刺成熟的卵泡，吸出卵泡液，由专门的胚胎师在显微镜下找到卵子。取卵通常在静脉麻醉下进行，因此患者并不会感到穿刺过程导致的痛苦。

下一步是最"试管"的部分，即男性取精后，将精卵放在特殊的培养基中，等待其自然结合。对于一些可能无法自然结合的精子和卵子，将由实验室的胚胎师，在显微镜下挑选优质的精子注入卵子内，帮助其完成精卵结合的过程。

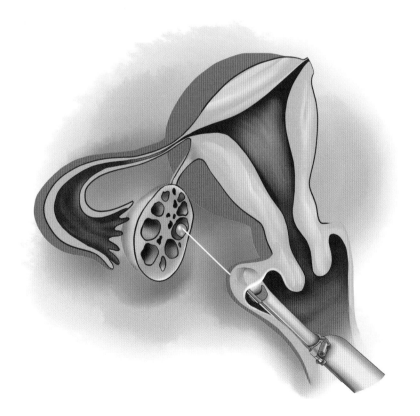

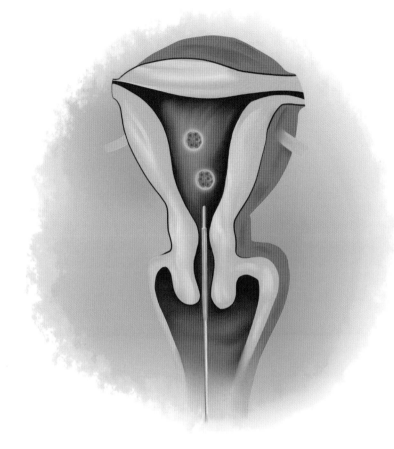

　　受精后 2~6 天，用一个很细的移植管，通过子宫颈将最好的胚胎移入母体子宫。通常移植 1~2 个胚胎。移植后通常应用黄体酮进行黄体支持治疗。接下来就需要耐心等待，在胚胎移植后第 14 天和第 21 天分别测定血清人绒毛膜促性腺激素，确定是否妊娠，移植后 1 个月左右再行超声检查，评估胚胎发育的情况。

　　试管婴儿技术总体是安全的，但也有一定风险，可能会出现一些并发症。比如女性在促排卵及取卵后可能出现腹胀、腹痛、呕吐、憋气等卵巢过度刺激综合征的表现。取卵手术可能会产生副损伤，如膀胱损伤、腹腔内出血、盆腔感染，以及卵巢扭转、多胎妊娠、异位妊娠等。这些并发症都需要进行相应治疗。

很多患者关心自己通过试管婴儿技术助孕的成功率有多高，多数生殖医学中心目前试管婴儿技术助孕成功率为 30%～50%。成功率受患者个人因素的影响，其中受女方年龄因素的影响最大。

（王丁然）

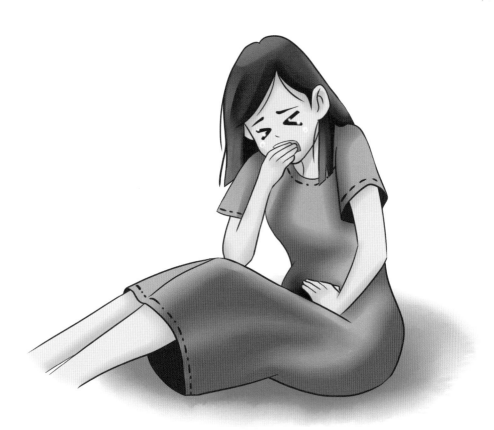

13

"包办婚姻"的幸福——第二代试管婴儿技术

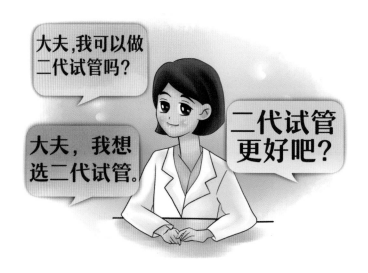

"大夫，我可以选择二代试管吗？"

"二代试管是不是成功率更高，我想选二代……"

门诊医生在制订试管婴儿技术助孕方案时经常遇到一些患者提出想做"更高级"的"二代试管"，在本文中我们将介绍这一技术。

一、什么是"第二代试管婴儿技术"？

卵细胞质内单精子注射（intracytoplasmic sperm injection，ICSI）也就是大家俗称的第二代试管婴儿技术。第二代婴儿试管技术于1992年由一位比利时医生首次报道。很快，在1996年我国也诞生了第一例通过第二代试管婴儿技术出生的婴儿。

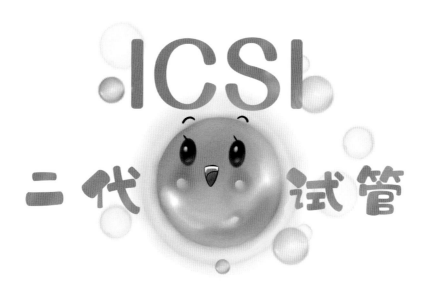

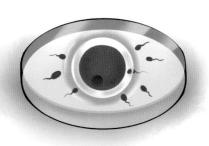

如前文所述，第一代试管婴儿技术通常情况下是将精子与卵子放在同一个培养基中，让精子们自己竞争，与卵子自然结合，即所谓的"常规受精"。

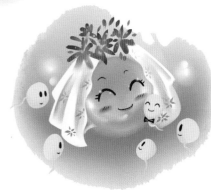

如果说第一代试管婴儿技术是"自由恋爱"，那么第二代试管婴儿技术更像是"包办婚姻"。在辅助生殖实验室中，胚胎师借助显微操作系统在显微镜下挑选相对活力好、形态佳的精子，通过一根比头发丝还细的玻璃管注射到卵子的细胞质内，帮助其受精，从而形成胚胎。之后再将发育好的胚胎送入宫腔，接下来就是等待怀孕的好消息了。

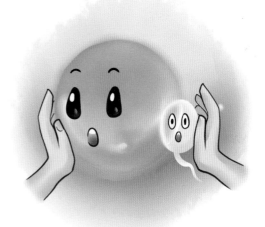

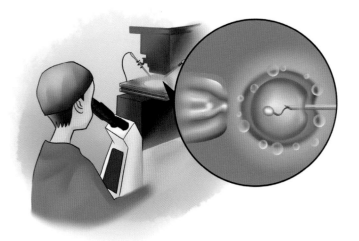

二、什么情况适合应用第二代试管婴儿技术？

从操作过程可以看出，第二代试管婴儿技术是由胚胎师挑选优质的精子，帮助其与卵子受精，大大降低了对于精子数量、受精能力的要求，因此，适合应用第二代试管婴儿技术的人群主要是以下几种。

1. 严重的男性不育症患者，如严重的少精子症、弱精子症、畸形精子症；精子顶体反应异常；只能通过外科手术获得少量精子的无精子症患者等；

2. 常规体外受精失败，不明原因不孕的患者；

3. 需接受胚胎植入前遗传学检测的患者。

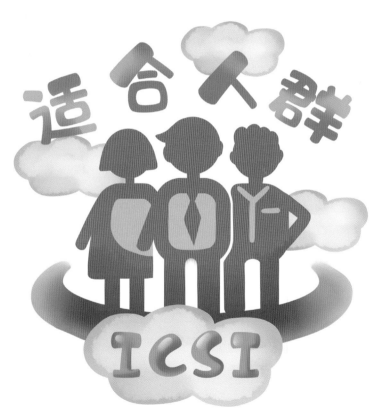

选适合患者的方案

IVF

ICSI

第二代试管婴儿技术经过几十年的发展，技术已经相对成熟和安全。但适合患者的方案才是好的方案。第二代试管婴儿技术（ICSI）与第一代试管婴儿技术（IVF）相比，前期检查、促排卵方案、取卵过程以及后期的胚胎培养、移植等过程都相同，对于那些没有第二代试管婴儿技术适应证的患者，即使应用第二代试管婴儿技术也并不会获得更高的成功率，反而会造成不必要的花费。因此，选择"二代"还是"一代"，一定要听从医生的建议。

（吕笑冬）

14

减少遗传病的第三代试管婴儿技术

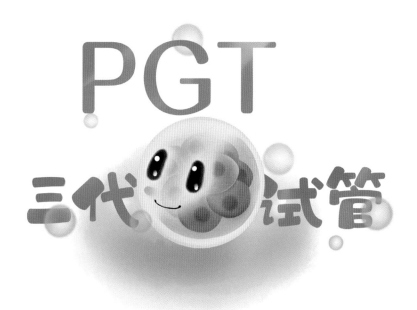

胚胎植入前遗传学检测（preimplantation genetic testing，PGT）即国内通俗所说的第三代试管婴儿技术。胚胎植入前遗传学检测技术于 20 世纪 90 年代逐渐发展成熟，它有效减少了遗传病的发生，为成千上万的家庭带来了健康的宝宝。

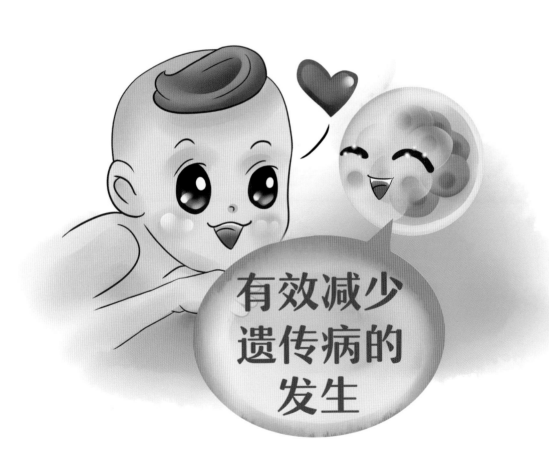

一、什么是胚胎植入前遗传学检测？

　　顾名思义，胚胎植入前遗传学检测技术就是在胚胎移植进子宫前对其进行检查，选择正常或者不致病的胚胎进行移植，淘汰有遗传问题的胚胎，从而帮助患者生育健康的孩子。胚胎植入前遗传学检测与常规的体外受精相比，前期的化验检查、促排卵方案、取卵等过程都是相同的，为减少对检测的影响，取卵后需要通过卵细胞质内单精子注射（ICSI 技术）使卵子受精，再从胚胎中取几个细胞进行化验，然后根据检测结果挑选出合适的胚胎进行移植。

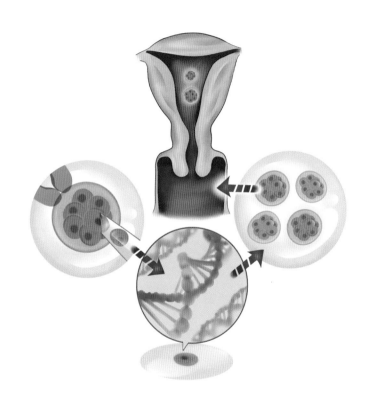

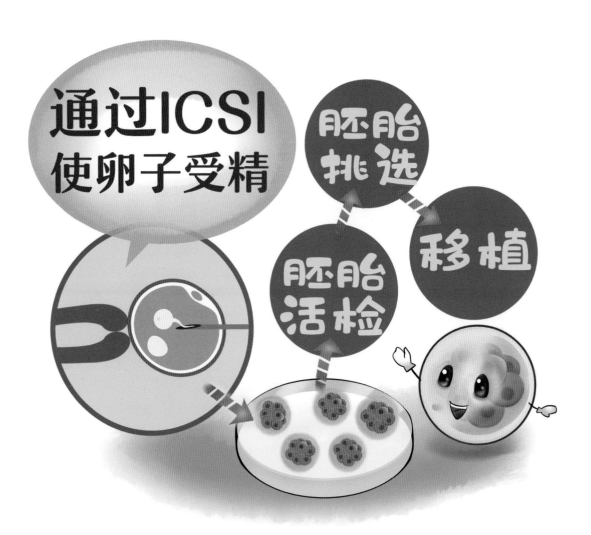

二、哪些患者适合做胚胎植入前遗传学检测？

简单来说，胚胎容易出现染色体问题或者遗传病的患者适合做胚胎植入前遗传学检测，其大致可分为以下两类。

一类是致病根源比较明确的患者。比如夫妻一方本身存在染色体结构的异常，如染色体罗氏易位、平衡易位、复杂易位、致病性的微缺失或微重复等。这些患者本身染色体的问题导致其形成正常胚胎的概率大大降低。异常染色体的胚胎难以发育，女方不得不承受多次胚胎停育、清宫手术的痛苦或者不孕。也有很多患者的染色体报告中有 1qh＋、9qh＋、inv(9)(p12q13)、Yqh＋等，这些并不属于染色体异常，无须做胚胎植入前遗传学检测。另外，当夫妻一方为明确致病基因携带者时也适合做胚胎植入前遗传学检测，比如地中海贫血、脊髓性肌萎缩、血友病、肌营养不良、苯丙酮尿症、遗传性耳聋等疾病的致病基

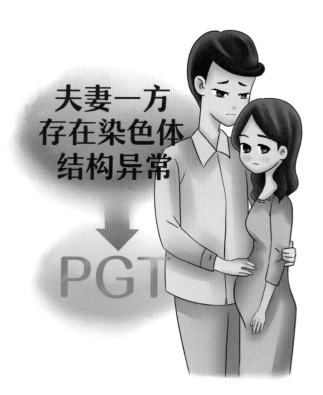

夫妻一方
存在染色体
结构异常

PGT

明确致病
基因携带者
⬇
PGT

因。这些遗传性疾病将严重影响后代的健康及生活质量，甚至危及生命，有必要通过胚胎植入前遗传学检测提前进行筛选。还有些患者是为了进行人类白细胞抗原 (human leukocyte antigen，HLA) 配型，曾生育过需要进行骨髓移植治疗的严重血液系统疾病患儿的夫妇，可以通过胚胎植入前遗传学检测选择生育一个和先前患儿 HLA 配型相同的后代，通过从新生儿脐带血中采集造血干细胞进行移植，救治他／她患病的哥哥／姐姐。为了骨髓移植配型进行胚胎植入前遗传学检测虽然在技术上可行，但伦理上仍存在一定争议。

另一类适合做胚胎植入前遗传学检测的患者是存在某些高危因素的患者。其胚胎质量差，但无法预测会出现何种问题，可以行胚胎非整倍体筛选（为 PGT 的一种），也就是对胚胎进行全部染色体的筛查，选出没有染色体非整倍体异常或染色体片段异常的胚胎进行移植。比如随着女性年龄增高，生育唐氏综合征等染色体疾病患儿的概率也会进行性增加，所以，当女方年龄 38 岁及以上时就可行胚胎非整倍体筛选后再移植。；再如不明原因的反复自然流产、不明原因的反复着床失败，胚胎可能存在染色体异常的风险，就可以选择这项技术挑选染色体正常的胚胎进行移植。

三、胚胎植入前遗传学检测不是"万能药"

胚胎植入前遗传学检测可以帮助我们剔除有染色体问题或者有遗传病的胚胎，但是它也并非万能。有患者想通过胚胎植入前遗传学检测生出高个、皮肤白、聪明的宝宝，对于这样的要求，胚胎植入前遗传学检测是无法解决的。还有"重男轻女"的患者想通过胚胎植入前遗传学检测进行性别选择，这在我国也是非法的。而且，胚胎植入前遗传

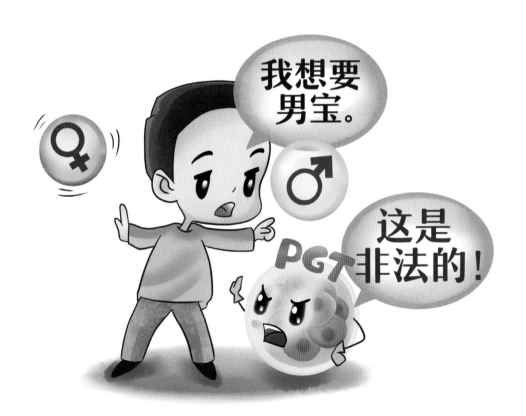

学检测的花费不菲，相较于第一代、第二代试管婴儿技术，其费用大大增加，是否采取胚胎植入前遗传学检测应当听从医生的建议。

另外很重要的一点是，患者即使做了胚胎植入前遗传学检测，怀孕后仍然需要按时产检，告知产科医生相关的病史，并且在怀孕 4 个多月时应行羊水穿刺，进行产前诊断，进一步杜绝遗传病的发生。

（吕笑冬）

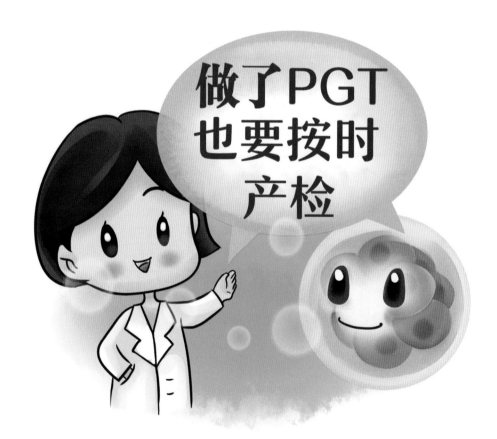

15

取卵手术怎么做？

在通过试管婴儿技术助孕的过程中，取卵手术是必不可少的一个重要环节，也是很多患者在整个治疗中最为紧张和害怕的一件事。有些患者甚至取卵前一天会彻夜难眠，进入手术室的时候手脚冰凉，语无伦次。这些紧张和焦虑的情绪大多是因为对取卵手术了解太少的缘故。那么，取卵真有那么恐怖吗？接下来，我们就来为大家讲一下取卵手术过程，解答大家的疑问。

卵子究竟怎么取？

取卵手术是在超声引导下，取卵针经阴道穿刺进入卵巢，在负压吸引下抽吸卵泡液，将获得的卵泡液迅速移交给培养室，由胚胎师在显微镜下查看并找到卵子。

开始取卵前，手术医生首先会将一个超声探头置入阴道来定位卵巢，这个过程比较像超声检查过程，可能会带来一些不适感。然后，医生会将一根细长的针穿过阴道壁，

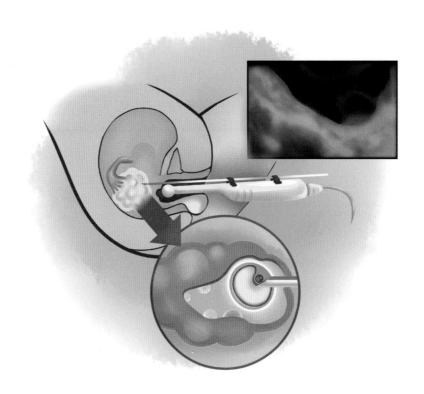

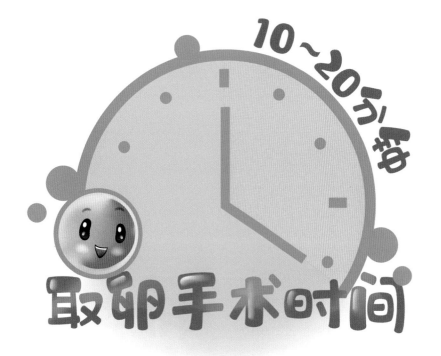

取卵手术时间 10~20分钟

刺入卵巢，从卵泡中吸出卵泡液。由于阴道穿刺部位的神经分布非常少，如果卵巢位置正常，大多数人取卵时疼痛并不明显，更多的是超声检查的不适感和酸胀的感觉。

取卵手术时间长短会因卵泡的多少和卵巢的位置而不同。一般为 10~20 分钟。如果卵巢位置高、穿刺难度大，或者卵泡数量多，取卵时间会相应延长。

取卵时我要做什么？

进入手术室前，医院会要求患者换好病员服。需要特别注意的一点是，进入手术室之前一定要排空小便，因为膀胱与子宫和卵巢相邻，充盈的膀胱可能会影响手术。进入手术室后，医生和护士通常会再次询问患者相关个人信息以及简单病史。这是非常

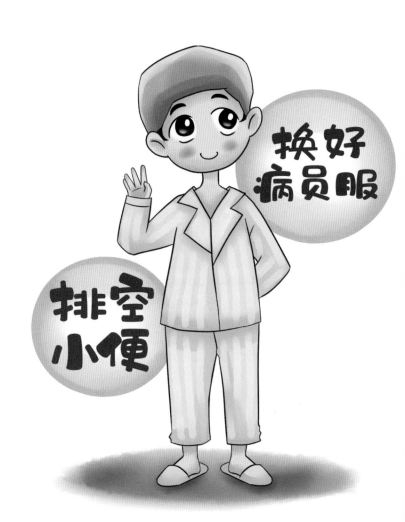

再次核对
患者信息

重要的过程，可以帮助医务人员再次核对患者信息，也有助于手术医生对患者情况进行评估，以便更好地完成取卵手术。完成核对后，患者只需要放松地躺在手术操作床上就可以了。如果是麻醉下取卵术，在开始取卵前，麻醉医生会在核对、确认之后，为患者实施麻醉。

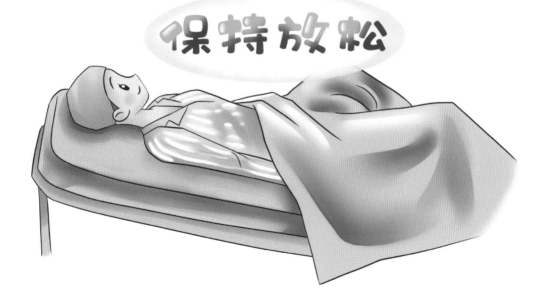

保持放松

取卵疼不疼？我该不该选择麻醉？

前文提到过，由于阴道穹隆的神经分布非常少，如果卵巢位置正常，穿刺取卵时大多数人疼痛感并不明显。但痛感确实因人而异，如果预计卵泡数多或者卵巢位置不理想，疼痛的感觉可能会增强。所以是不是选择麻醉，患者可以参考医生的意见后自己做决定。

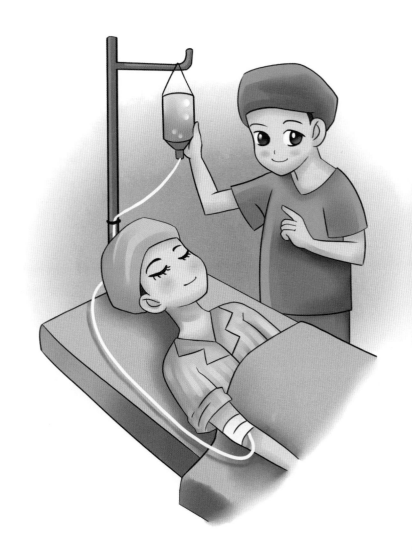

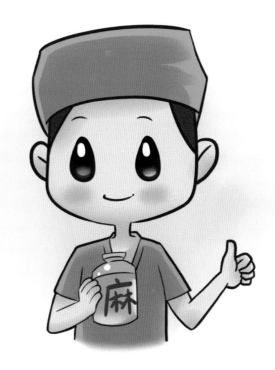

目前取卵手术的麻醉多采用静脉全身麻醉，以消除患者对取卵手术的紧张与恐惧，减轻手术痛感，避免术中患者因疼痛扭动带来其他伤害等风险。麻醉下取卵的优点主要在于舒适、安全、苏醒较快。

取卵手术全身麻醉对患者健康和卵子质量到底有没有影响，这是大家很关心的问题。目前，国内外关于全身麻醉是否影响卵子质量的研究结果表明，全身麻醉药物对卵子的质量、受精率及妊娠率等并无影响。取卵手术麻醉药物的使用剂量较小，目前尚未发现损伤大脑的证据。药物很快经肝、肾代谢，一般认为对智力及身体健康无不良影响。

取卵结束后，我什么时候能知道取了多少卵子？

大多数患者取卵结束后第一个问题就是：我取了多少卵？甚至有的患者麻醉还没有完全清醒就急切地想知道取卵数。我们在前文中提到过，取卵时手术医生会在超声引导下穿刺卵泡，吸空卵泡液，然后将获得的卵泡液迅速移交给培养室，由胚胎师在显微镜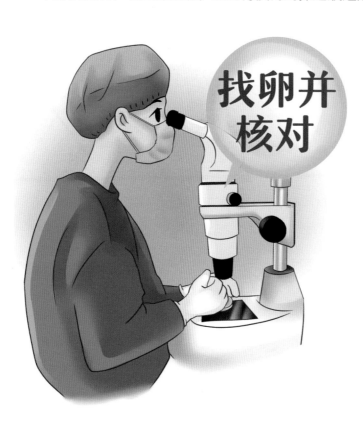下查看并找到卵子。卵子是我们肉眼看不到的，需要胚胎师在显微镜下仔细查看才可能找到。所以别太着急，取卵结束后并不能立即知道取卵数量，还需要一段时间找卵并核对。最终医生会将核对无误的获卵数通知患者。

（庞天舒）

16

胚胎移植怎么做?

胚胎移植在患者心目中是试管婴儿技术成功与否的"决定"步骤,号称"成败在此一举"。

所谓胚胎移植是指将胚胎移植到子宫腔的过程。那么,胚胎移植具体怎么操作呢?下文将进行介绍。

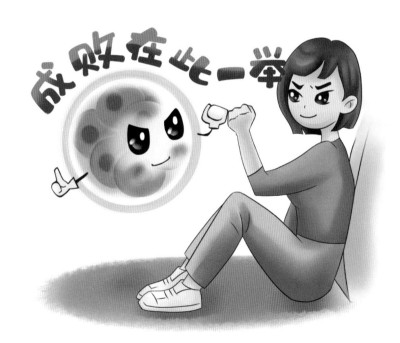

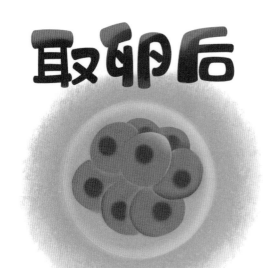

取卵后

2~6天进行

胚胎移植的时间

胚胎移植分为新鲜周期移植（鲜胚移植）和解冻周期移植（冻胚移植）。新鲜周期移植是指在取卵后的第 2~6 天就进行胚胎移植。此时胚胎移植时间是根据胚胎形成情况确定的。解冻周期移植是新鲜周期

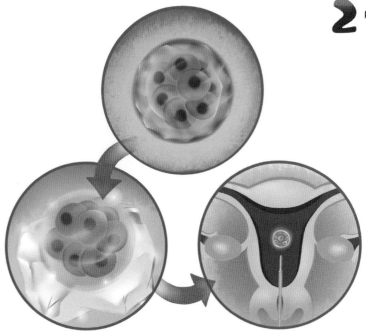

由于各种原因没有移植，或者新鲜周期移植后仍有冻存胚胎，之后将冻存胚胎解冻复苏后进行移植。解冻周期移植的时间是根据患者内膜的情况和冻存胚胎的情况提前确定好的。所以，不管是新鲜周期或是解冻周期，患者一定要记好医生通知的移植时间，并按安排好的时间去医院。

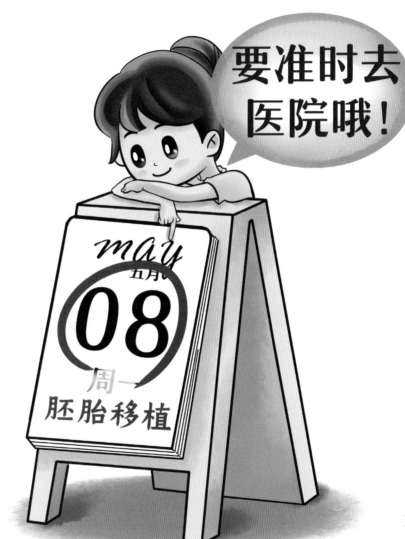

胚胎移植过程

胚胎移植过程是医生通过一根细小的管子，将培养好的胚胎注入宫腔里。通常不需要麻醉，患者大都能良好耐受。多数人在接受胚胎移植的过程中没有任何不适的感觉。所以，在这个过程中，患者只要做到尽量放松就可以了。

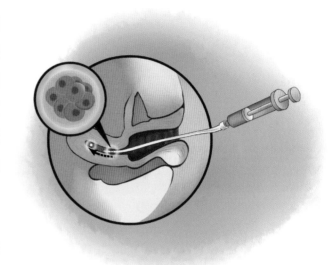

胚胎移植同样是在手术室中进行，患者进入手术室前需要换好衣服，在护士的引导下进入手术室，核对信息，并放松地躺在移植操作床上。

医生首先会使用窥器检查宫颈，然后用棉球擦拭宫颈，再将移植软管通过宫颈置入宫腔，胚胎师此时会将载有胚胎的导管通过移植管置入宫腔，使导管与注射器相连，最后一步是慢慢将胚胎推入宫腔。

移植后需要卧床吗?

目前所有的研究结果都支持移植后不需要卧床休息。甚至有一些研究发现,移植后 24 小时以上的卧床休息对妊娠率有不利影响。所以,移植后鼓励大家正常活动。长时间卧床不但不能提高妊娠的概率,还可能增加下肢静脉血栓的发生风险。

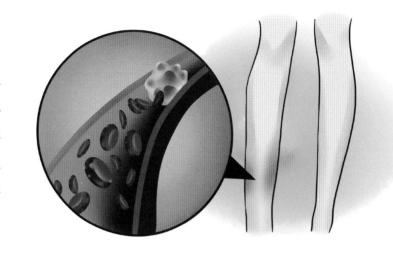

移植时需要憋尿吗? 需要做B超吗?

对于多数人来说,移植时不用刻意憋尿,也不需要刻意排空膀胱。多数女性的子宫是前位,所以膀胱略微充盈有助于移植医生顺利置入移植管。但如果患者的子宫前倾 / 后倾过度,或者既往曾经有手术史等可导致子宫位置异常的情况,就要根据医生的建议憋尿或者排空膀胱。如果存在子宫畸形或者子宫位置极度异常等情况,预计移植困难,医生会选择在超声引导下进行胚胎移植。但对于多数人来说,移植胚胎时不需要做 B 超。

（庞天舒）

第二篇 揭开辅助生殖技术的神秘面纱

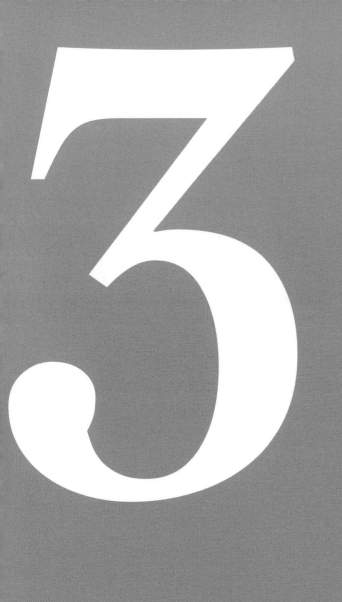

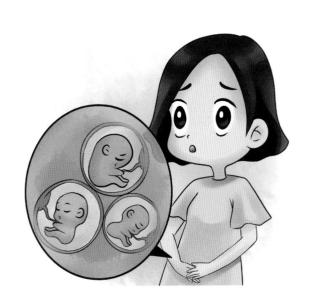

第三篇

辅助生殖技术的
常见并发症

17

"过度刺激" 是什么?

患者在生殖医学中心通过试管婴儿技术助孕的过程中，可能常听到病友或者大夫提到"过度刺激"。大家也许会疑惑：什么是"过度刺激"？我有没有过度刺激呢？她们是不是取的卵比我多才会过度刺激？下面就让我们一起来认识一下"过度刺激"。

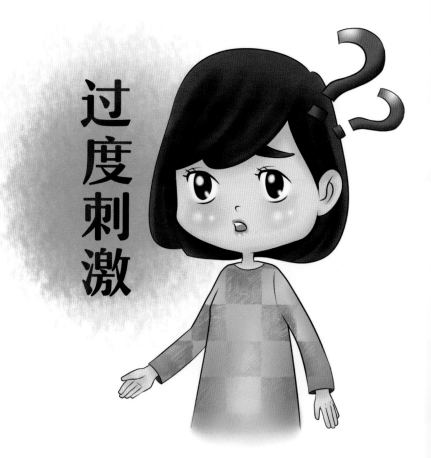

过度刺激

什么是"过度刺激"

"过度刺激"全称为卵巢过度刺激综合征（ovarian hyperstimulation syndrome，OHSS），它是辅助生殖技术中最常见且最具潜在危险的并发症。

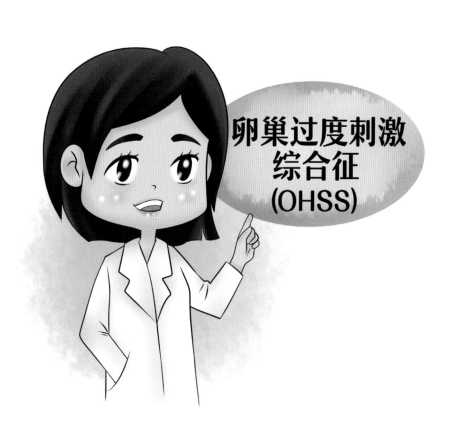

"过度刺激"是怎么发生的？

　　"过度刺激"是使用了促排卵药物以后，卵巢对药物发生了过度反应，使多个卵泡发育，卵巢增大，雌激素明显增高，血管内的液体容易外渗，从而引起一系列综合征。严重者甚至可导致死亡。

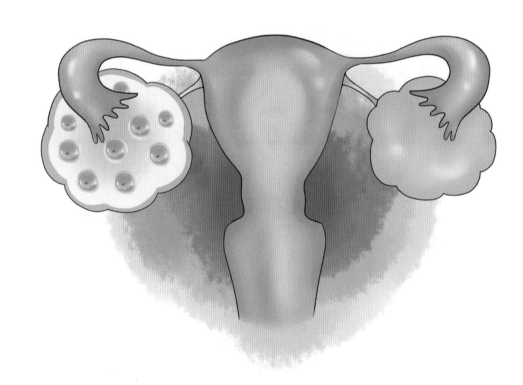

"过度刺激"的表现

如果发生了"过度刺激"，患者会出现腹胀，恶心呕吐，腹围增大，体重增加，有些患者甚至会出现呼吸困难，不能平卧，尿量减少，下肢或外阴肿胀等不适。

哪些人容易发生过度刺激？

年轻、体型偏瘦、卵巢功能较好、多囊卵巢综合征、有过度刺激病史等的患者较易发生"过度刺激"。所以，如果患者近期接受过促排卵治疗，当出现上述症状时应尽快就医。

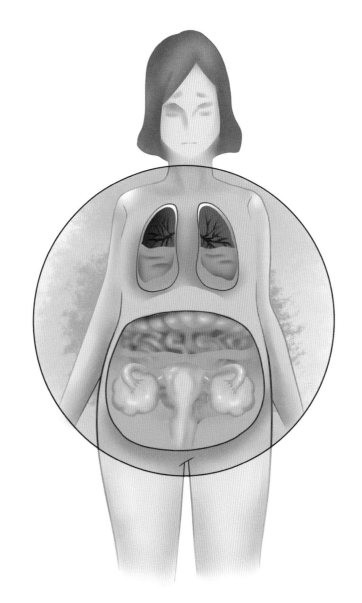

"过度刺激"的病程

"过度刺激"是一种自限性疾病，它与体内人绒毛膜促性腺激素（hCG）水平相关，未怀孕者随着月经来潮病情会逐渐好转，怀孕者早孕期病情会加重。根据发病时间的早晚，分为早发型与晚发型两种：早发型多发生于 hCG 应用后第 3~7 天，其病情严重程度与卵泡数目、hCG 注射日雌二醇水平等有关。如未怀孕，一般 1 周左右缓解。如果怀孕，病情会加重，持续时间延长。晚发型多发生在 hCG 应用后第 12~17 天，与怀孕尤其是多胎妊娠有关。在辅助生殖技术的促排卵过程中，hCG 一般用于对成熟卵泡的触发排卵，注射 5000~10000 IU，模拟内源性黄体生成素峰值，可预测排卵时间。hCG 的应用时机取决于促排卵方案、卵泡的大小及数量、血清黄体生成素（LH）、雌二醇（E$_2$）、孕酮（P）的水平。

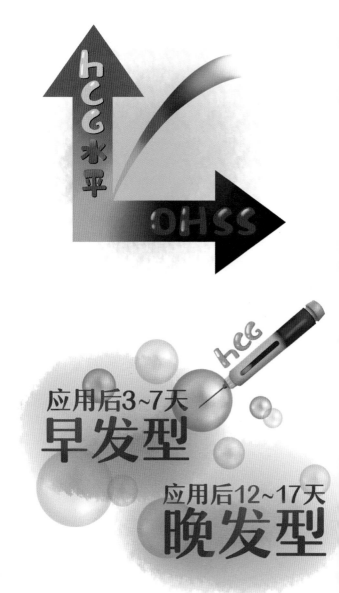

应用后3~7天
早发型

应用后12~17天
晚发型

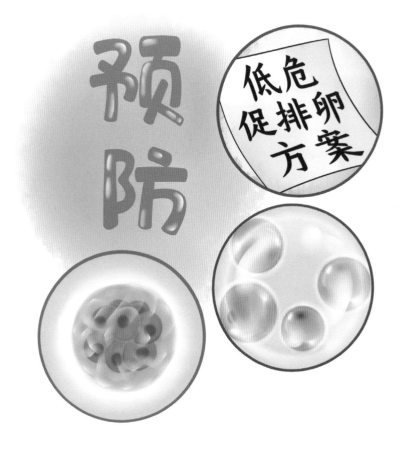

"过度刺激"的预防与治疗

"过度刺激"重在预防。高危患者应选用低危促排卵方案,如微刺激方案、拮抗剂方案等。促排卵过程中应监测卵泡发育情况、雌二醇水平,取卵后应及时应用药物,全胚冷冻、放弃新鲜周期有助于预防重度"过度刺激"的发生。"过度刺激"以支持治疗为主,饮食方面主要包括高蛋白、

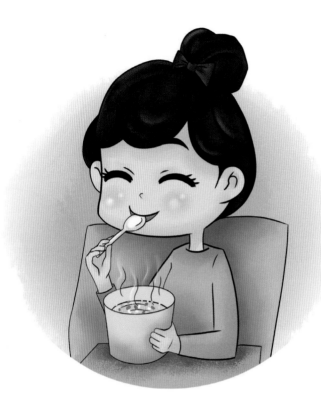

多汤汁饮食，以保证足够的液体摄入量及蛋白质摄入量。患者可适当活动，降低血栓形成风险。因促排卵后卵巢较大，应避免剧烈活动，以防止卵巢扭转。

因此，促排卵及取卵并非越多越好。如患者在促排卵后出现本文中提到过的各种不适，需警惕"过度刺激"，及时就医。

（范蒙洁）

18

多胎妊娠：多子一定多福吗？

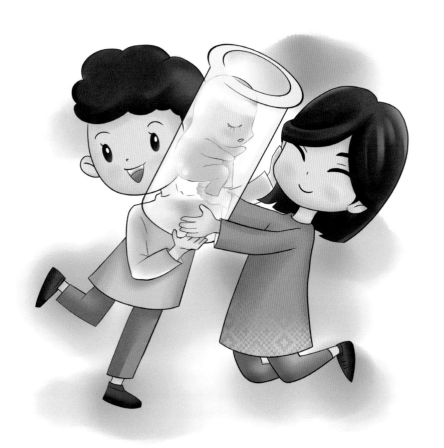

试管婴儿技术成功应用四十余年来，给许许多多家庭带来了福音。在通过试管婴儿技术助孕的过程中，大多会用到促排卵药，以获得1枚以上胚胎，这导致多胞胎（即多胎妊娠）的发生率明显增加。中国有个传统的观念——"多子多福"。部分患者希望一次多促几个卵，多移植几个胚胎，这样可以一次助孕，多胎分娩，"受一次罪，一劳永逸"。但在怀孕阶段多子一定多福吗？下面我们一起来认识一下多胎妊娠。

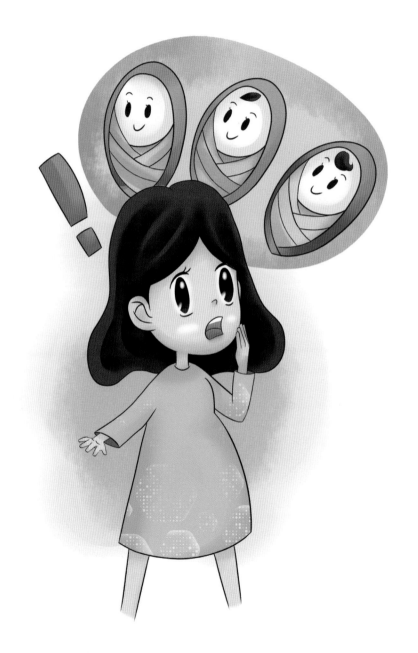

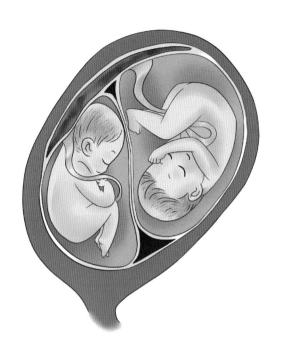

　　首先，多胎妊娠的定义是指一个宫腔内同时有两个或两个以上的胎儿生长。正常情况下，"一个房子里住一个人"，现在一个房子里住了两个人，甚至更多人，会不会有什么危害呢？答案是肯定的。多胞胎容易导致流产、早产及孕期并发症风险增加，如贫血、妊娠期高血压、妊娠期糖尿病、妊娠期肝内胆汁淤积症、胎儿畸形、胎

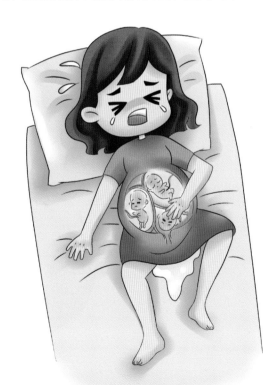

儿宫内生长迟缓、胎膜早破、胎盘早剥、产后出血等，早产及新生儿患病率及死亡率增高，严重时危及母儿生命。因此，在怀孕阶段，"多子不一定多福"。

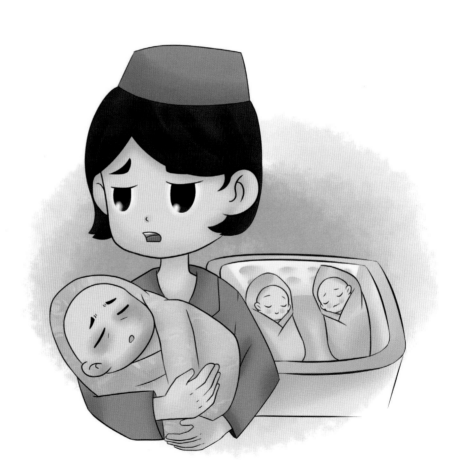

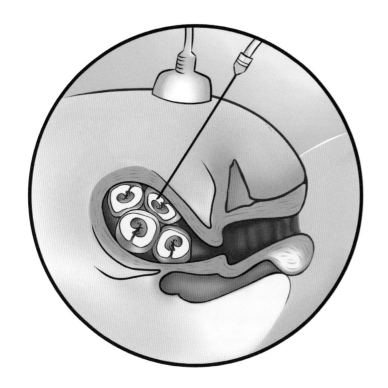

　　目前，超声监测下选择性减胎术是对已发生的多胎妊娠的一种安全有效的补救措施。减胎术有两种常用操作途径：经阴道或经腹部。经阴道一般适用于孕周小于 9 周者。经腹部减胎适用于孕周大于 12 周者，大多是多胎妊娠诊断较晚，因位置关系无法经阴道减胎，孕中期筛查发现双胎之一畸形，希望选择性减胎，高龄妇女（年龄 >35 岁）或者既往有自然流产史的女性，也可以选择在孕 12 周行超声下胎儿颈项透明层筛查后经腹部减胎。早孕期有阴道出血等先兆流产表现时，也可先保胎治疗，于孕 12 周后经腹部减胎。

那么，多胎妊娠一定要减胎吗？一般情况下，多胎妊娠都建议减胎，尤其是三胎及三胎以上妊娠的情况。子宫畸形、瘢痕子宫、高龄及有胎儿畸形的建议减为单胎，目的是尽量降低妊娠期的各种风险，以获得良好的妊娠结局。对于双胎妊娠，如果患者选择不减胎，孕期需补充足够的营养，定期进行产前检查，注意休息，防治早产，注意血压及尿蛋白变化，警惕妊娠期高血压。对于双绒毛膜性双胎，每4周进行1次超声检查，监测胎儿生长情况。对于单绒毛膜性双胎，每2周进行1次超声检查，监测胎儿生长情况，以尽早发现双胎输血综合征或选择性胎儿生长受限。

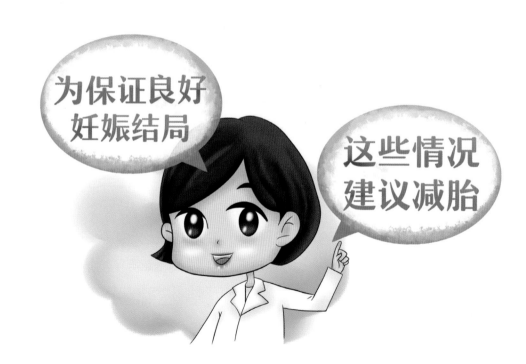

希望大家能认识多胎妊娠的风险，不要盲目追求推着双胞胎婴儿车的光鲜亮丽。助孕治疗后生育一个健康的宝宝最重要。为了母儿健康，患者应遵从医生的建议，积极预防和减少多胞胎的发生。

（范蒙洁）

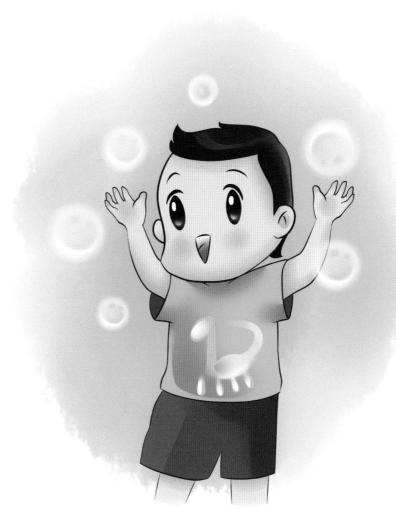

19

概说盆腔炎

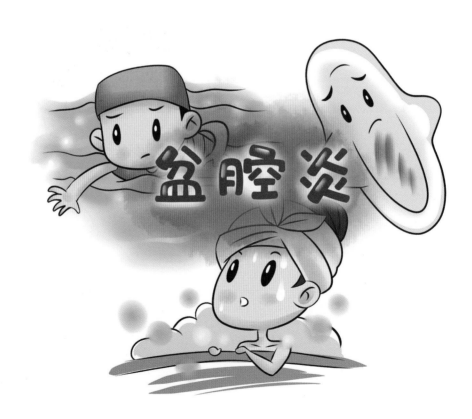

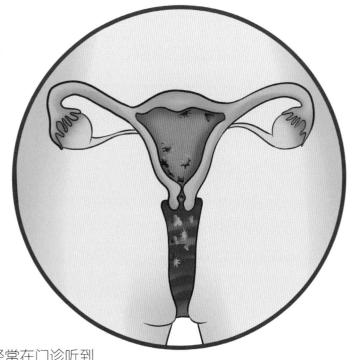

　　盆腔炎在生活中很常见，我们经常在门诊听到患者说"医生，我的盆腔炎又犯了，怎么办呀，我只是前两天去游泳了。"没错，游泳、盆浴、经期卫生不良等都可能是导致盆腔炎的原因。那取卵会导致盆腔炎吗？这也是有可能的。盆腔炎的发生大多是由于生殖系统的逆行性感染，极少数是由于邻近器官如阑尾炎、腹膜炎的蔓延。取卵也是生殖系统逆行性感染的可能诱因之一。

一、盆腔炎的表现

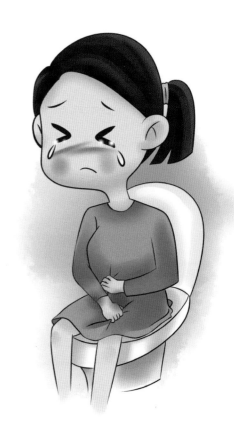

有些人会问："怎么知道我是否得了盆腔炎呢？它有什么症状呢？"盆腔炎的主要表现有下腹痛，发热，心率快，也可能阴道有大量脓性分泌物，出现食欲缺乏、头痛、恶心、疲乏等，有时还有腰骶部酸痛，肛门坠胀等不适。同时，因为炎症导致盆腔充血，可有月经增多、痛经等症状。压迫膀胱可出现尿频、尿痛、排尿困难，压迫直肠可出现里急后重等。如果患者出现以上症状，那就要怀疑自己是否患盆腔炎了。

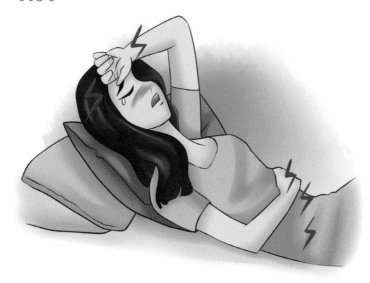

当怀疑自己有盆腔炎时就应该去看医生。通常在医生进行体格检查时会发现宫颈举痛、子宫压痛、附件压痛。抽血化验会提示白细胞数和中性粒细胞数升高，红细胞沉降率、C反应蛋白增高。如果行超声检查，可能会发现输卵管增粗、输卵管积液、盆腔游离液体、输卵管及卵巢包块等。还可以进行更进一步的检查。如果行病原学检查，可见细菌生长。腹腔镜检查中可以看见输卵管表面充血，输卵管壁水肿，输卵管伞端或浆膜面有脓性渗出物。

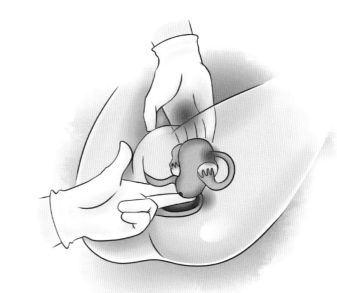

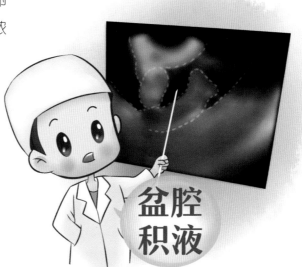

盆腔积液

二、盆腔炎怎么治疗？

如果患了盆腔炎，患者会很不舒服，有时会禁不住疑惑："盆腔炎能治好吗？"对此大家不用过分担心，只要遵从医生的建议，进行规范治疗，盆腔炎绝大多数是可以治愈的。但是如果炎症未治疗或治疗不及时、不彻底，急性盆腔炎就可以转为慢性盆腔炎。

盆腔炎治疗主要以抗生素为主，包括静脉用药及口服用药。一定要注意疗程必须足够，一般疗程至少为 2 周。千万不能不舒服的感觉消失了就自行停药，一定要按医生建议用够时间。还可以联合中药治疗，也许有更好的疗效。

有时大家会问："盆腔炎不会需要手术吧？"这也是有可能的！如果有肿块，如输卵管积液或输卵管／卵巢囊肿，特别是如果抗生素治疗效果不好，有持续高热等严重感染症状时就可能需要手术治疗。如存在小的感染灶，反复引起炎症，也可以手术治疗。比如慢性炎症引发输卵管积液，甚至导致不孕，就可以行输卵管切除术。

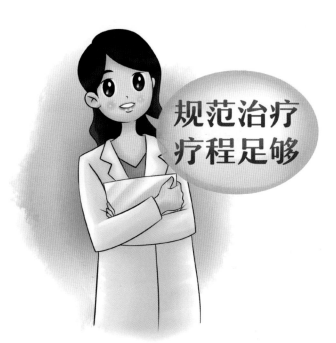

规范治疗
疗程足够

三、患了盆腔炎，还能取卵或者移植吗？

对于打算通过辅助生殖技术助孕的患者，如果患了盆腔炎，那还能取卵移植吗？答案是要分情况。如果是盆腔炎急性发作，则为取卵移植的禁忌证；如果是慢性盆腔炎导致的一些后遗症，比如输卵管积液，因积液里有大量的炎症因子，倒流进宫腔会大大降低试管婴儿技术助孕成功率，建议手术处理积液的输卵管后再进行胚胎移植。还有一些患者在子宫内膜检查中发现了非特异性的子宫内膜炎，也建议在抗生素治疗后，再进行胚胎移植。

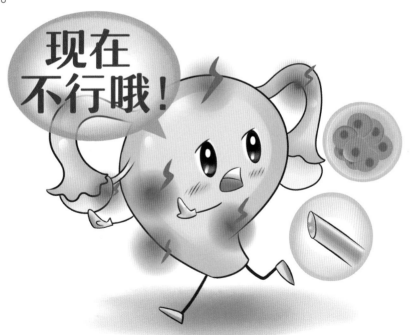

四、盆腔炎的预防

在日常生活中该怎么预防盆腔炎呢？其实不难。保持外阴部清洁、干燥，每晚用清水清洗外阴，专盆专用。平时不用特殊清洁剂清洗。阴道内有正常的常驻菌群维持局部微环境的稳定，其有自洁功能，不要人为破坏这个功能。另外，尽量选择棉质的宽松内裤。同时，应注意合理膳食，加强营养，锻炼身体，注意劳逸结合，提高机体抵抗力。以上这些都可以帮助大家远离盆腔炎。

（杨纨）

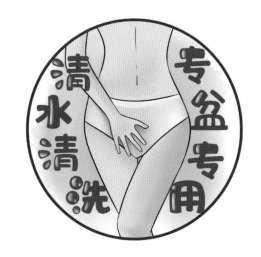

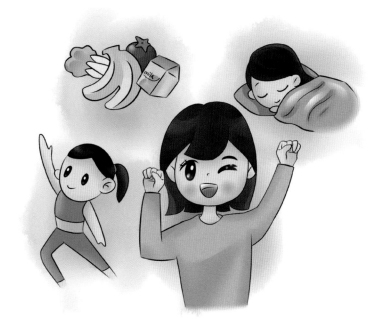

20

一些与取卵后感染有关的问题

平时我们手指划伤出血，大家第一反应就是要赶紧消毒、止血，因为有细菌，害怕感染。那么经阴道的取卵操作中也会扎一针，会不会也发生感染呢？答案是有可能。

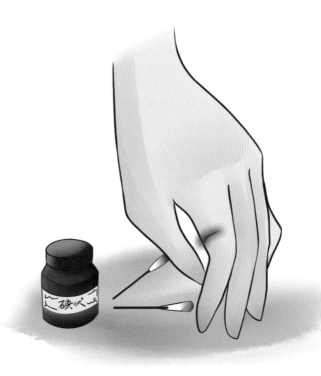

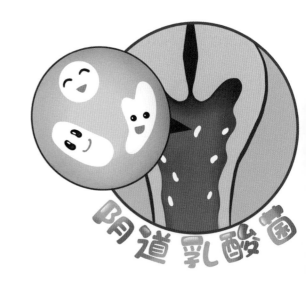

一、女性生殖道里有细菌吗?

　　就如我们生活的环境、手、皮肤上都有细菌一样,阴道里也是有细菌的。正常情况下,女性阴道内有正常细菌群居住在那里,维持局部微环境的稳定,与机体免疫系统一起抵抗致病菌。阴道环境的酸碱性影响菌群的生长,菌群也影响阴道环境的酸碱性。正常情况下,阴道乳酸杆菌占优势,所以正常阴道内是酸性环境。

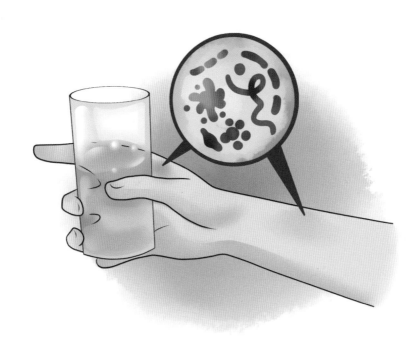

正常情况下，妇女阴道中可以分离出多达 20 种以上的细菌，另外还有真菌。平均每个妇女阴道可分离出 6~8 种微生物。虽然有这么多微生物存在，但这些微生物在阴道里形成生态平衡，像一个原始森林，生活和谐，所以并不会致病。但是当阴道生态平衡被打破或有外源病原体侵入时，就可以导致阴道炎症的发生。

那么除了阴道外，子宫、输卵管、卵巢有细菌吗？以往认为女性的内生殖道，尤其是宫腔，是无菌的。但随着研究技术的不断发展，这一观点

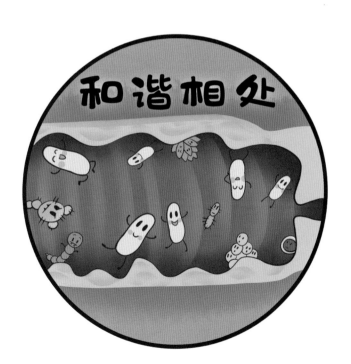

已经被推翻。科学家从宫腔的灌洗液和子宫内膜中也分离鉴定出了多种微生物。尤其是一些不孕症的患者，可能存在盆腔慢性炎症，比如输卵管积液、输卵管梗阻。为了保障卵子的安全，取卵手术是不进行消毒的，只用生理盐水进行擦洗，所以在手术后，有可能发生急性盆腔炎。不过也不必太担心。医生们会采取预防感染的措施，比如对于有感染高危因素的女性，可能会提前进行阴道的冲洗，另外也会预防性应用抗生素，这些都大大降低了取卵术后盆腔炎的发生率。

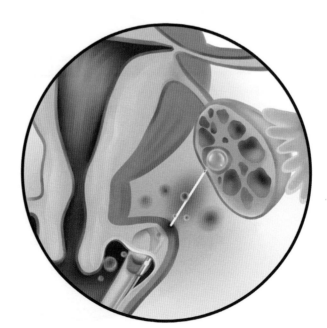

二、出血和感染有关系吗？

有些人会问："取卵的时候会出血，出血是导致感染的原因吗？"出血并非感染的原因，但是血液本身非常有"营养"，就像是细菌培养的温床，所以出血可能会增加取卵后感染的风险。

为什么有些人取卵会出血，有些人不会呢？取卵的时候，如果穿刺经过了阴道壁的小血管，就可能会出血。一般来说，凝血功能正常的患者，通过局部压迫止血很快就能止血，所以大家不必担心，单纯由这种类型出血导致的感染很少见。

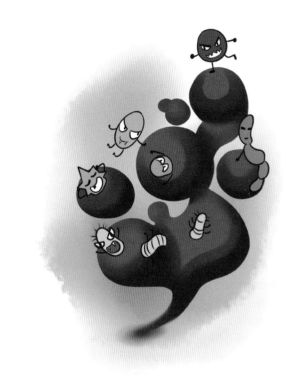

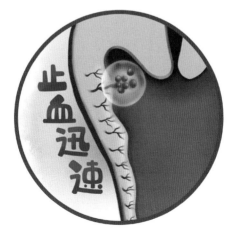

还有一种情况是腹腔内出血。腹腔内出血的吸收可能需要几天时间，可能会增加感染的风险。腹腔内出血的常见原因为卵巢表面的穿刺孔渗血，血液渗出到盆腔、腹腔，引起腹痛、腹胀。有时疼痛会放射到后背或者肩胛部。此时患者可能就紧张了，"哎呀，肚子里有血，怎么办呢？"实际上不必紧张。一般来说，对于凝血功能正常的患者，这种情况下的出血可自行停止，必要时可以静脉应用止血药帮助止血。医生会通过超声检查观察盆腔积液的变化，通过血常规检查观察血红蛋白的变化，综合判断病情。如果患者出血的同时还有盆腔慢性炎症的病灶，比如盆腔包裹性积液，或者输卵管积液，则可能增加感染风险。

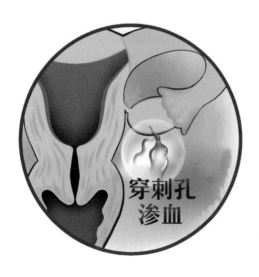

穿刺孔
渗血

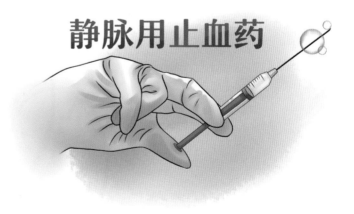

静脉用止血药

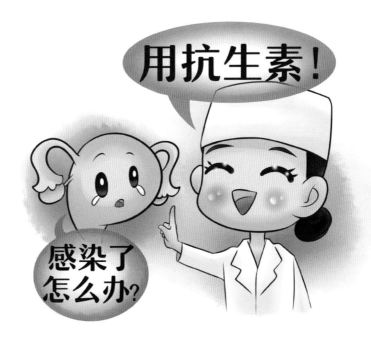

三、取卵后感染了怎么办?

对付感染最有力的武器之一就是抗生素。一般来说,取卵后口服 3 天头孢类抗生素可以预防感染。如果遇到取卵后有腹腔内出血,穿刺经过卵巢巧克力囊肿等高危因素,抗生素治疗可能需要延长时间。如果感染短期内无法控制,建议暂缓胚胎移植。可以先把培养好的胚胎冻存起来,等身体完全好转后再考虑进行解冻后胚胎移植。

取卵后感染并不可怕,因为对它完全可以进行有效预防和积极治疗,遵从专业生殖医生的建议即可。

(杨纨)

21

可怕的 "宫外孕"

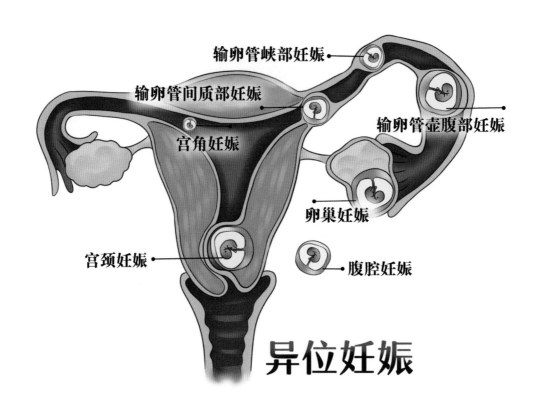

输卵管峡部妊娠

输卵管间质部妊娠

宫角妊娠

输卵管壶腹部妊娠

卵巢妊娠

宫颈妊娠

腹腔妊娠

异位妊娠

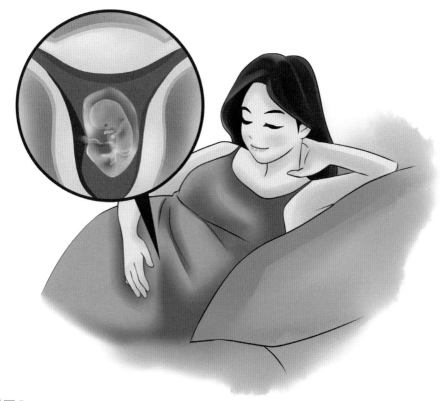

什么是异位妊娠？

正常妊娠应位于子宫腔内，而异位妊娠是指发生于子宫腔正常部位之外的妊娠，其位于体内其他部位，俗称为"宫外孕"。异位妊娠并不罕见，多数情况下不危险，但也可导致腹腔内大量出血，严重时危及生命。

前文已讲过，当女性的卵子与男性的精子结合时，妊娠便开始了。受精卵会长成更大的一群细胞，称为"胚胎"。正常情况下，胚胎会在子宫内膜安家，随后发育成宝宝。

在常见异位妊娠中，胚胎并不在妈妈的子宫腔中安家，而是在子宫腔以外的地方驻扎了。即使胚胎长大，由于生长环境不佳，也无法长成胎儿。并且随着胚胎的增大，可引起疼痛和出血，如果发生大血管出血，速度快、量大，就可能危及生命。

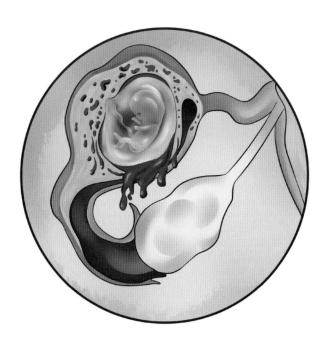

什么情况下容易发生异位妊娠？

- 输卵管异常或受损，由以前的感染或手术等原因造成；
- 以前曾发生过异位妊娠；
- 接受过某些辅助生殖治疗的操作；
- 吸烟。

上述情况下，患者比较容易发生异位妊娠。另外，使用宫内节育器（俗称"带环"）的女性怀孕可能性很低，但是一旦怀孕，发生异位妊娠的风险很高，所以应及时就医，确定是否为异位妊娠。

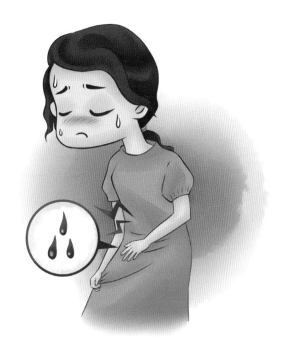

异位妊娠有什么症状？

异位妊娠不一定在早期就出现症状，部分异位妊娠患者早期可没有任何症状。如果在早期出现症状，可能为下面这些表现。

- 下腹疼痛；
- 阴道出血（出血可能为大量或少量，甚至仅仅是点滴出血或褐色分泌物）。

当跑错地方的胚胎生长到一定大小时，由于没有充足的生长空间及营养，可发生血管破裂，此时常有以下症状。

- 剧烈的下腹部疼痛；
- 阴道出血（出血可能为大量或少量）；
- 晕倒或失去意识，或者感觉自己可能会晕倒或失去意识。

如果患者怀孕后出现上述任何症状，应尽快前往急诊就诊。

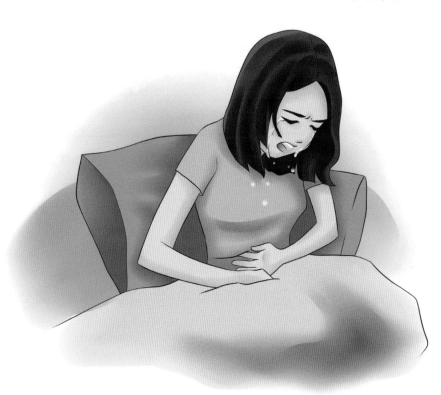

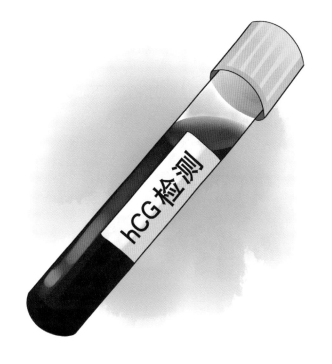

有针对异位妊娠的检查吗?

•血 hCG 检测:可检查患者是否怀孕,并确定血中 hCG 的水平。

•超声检查:是发现异位妊娠的重要方法。典型包块即可以帮助医生诊断异位妊娠。但也有一些患者难以发现子宫外的包块或者表现不典型,可能需要隔几天复查一次以明确胚胎是否跑错了地方发育。

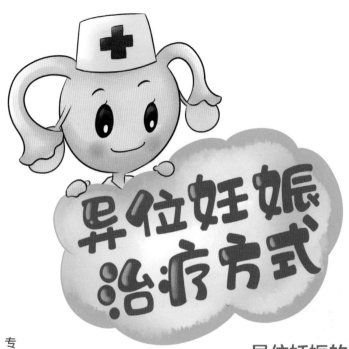

异位妊娠治疗方式

异位妊娠的治疗

医生会根据孕妇是否有自觉症状，异位妊娠包块的大小、位置和血 hCG 水平等综合选择治疗方式。异位妊娠的治疗方式主要包括以下两种。

（1）药物治疗：即保守治疗。可口服或者注射能使胚胎停止生长并导致其死亡的药物。采用药物治疗的女性需要持续数周通过血液检测进行随访，以确认治疗有效。

（2）手术治疗：可通过手术去除胚胎。对于最常见的输卵管妊娠，医生可能建议切除输卵管。

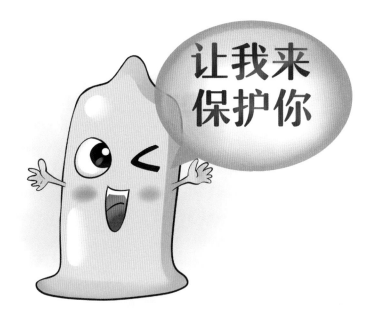

异位妊娠可以预防吗?

多数情况下异位妊娠无法预防。但是,多次发生性传播感染的女性发生异位妊娠的风险更高,所以为降低因性行为患病的风险,在没有生育要求的时候,建议使用避孕套等方法严格避孕。

异位妊娠后还能怀孕吗?

多数女性在异位妊娠后还能正常怀孕。患者在发现怀孕后应及时就医,特别是有腹痛等症状的时候,一定要尽快寻求医生的帮助,以便医生能监测怀孕过程,帮助患者安全地度过孕期。

(杨岑)

22

"先兆流产"知多少

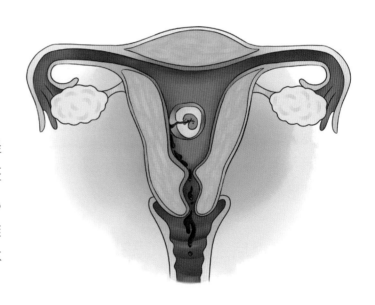

什么是先兆流产？

顾名思义，先兆流产就是怀孕的女性有一些要流产的征兆，而又没有真的发生流产。所以，当出现先兆流产时，准妈妈们不要过度紧张，这并不代表着一定会发生流产。

先兆流产的表现

先兆流产最常见的表现是阴道出血。出血量一般不超过月经量，可能只是擦拭的时候有少量血迹或者有褐色的阴道分泌物。但有时出血量也会像月经一样，甚至比月经还多。这种情况下患者一定要及时寻求医生的帮助。

除了出血之外，先兆流产另一个常见症状是腹痛。可能是偶尔的下腹隐痛，有时像来月经时痛经的感觉，也有的是一阵阵的下腹痛。如果腹痛严重，或者阴道出血多，一定要及时就医。

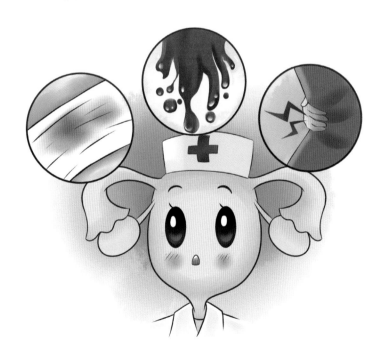

什么会导致先兆流产?

有一些情况可能会导致先兆流产的发生，例如剧烈运动、同房，或者剧烈的情绪波动等。但随着广大女性对妊娠相关知识的了解，这些情况一般很少发生。其实多数时候先兆流产并没有特别的诱因，最终发生自然流产的患者多数也是因为胚胎不正常，流产是胚胎自然淘汰的结果。胚胎染色体异常是早期自然流产最常见的原因。夫妻双方中如有一人染色体异常遗传给宝宝，孕妇就可能会出现阴道出血、腹痛等先兆流产症状，最终导致流产。如果患者有黄体功能不足或孕期合并血糖异常、甲状腺功能异常、自身免疫系统疾病等，当出现阴道出血、腹痛等先兆流产症状时，一定要同时寻求相关科室医生的帮助。此外，严重的焦虑、紧张、忧伤等精神因素均可导致流产。因此，孕妇在孕期需要保持心情愉快，避免情绪大起大落。

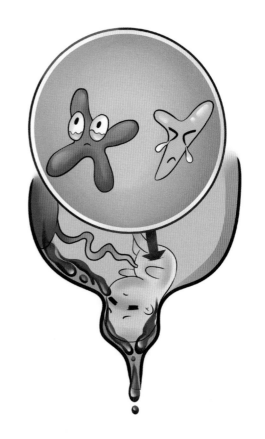

先兆流产的处理

如果阴道出血不多，也没有明显的腹痛，孕妇不必紧张，注意休息即可。如果持续不好转，或者阴道出血增多或伴随腹痛，孕妇就应该在家属陪同下及时去医院做相应检查。早孕期出血不一定都是先兆流产，还需要警惕异位妊娠（宫外孕）、葡萄胎等疾病，超声检查可以帮助医生进行判断。如果超声检查显示宝宝的发育正常，建议患者注意休息，严禁性生活，放松心情。多数情况下出血及腹痛症状会逐渐缓解，宝宝会继续生长发育。如果需要，医生会指导患者适当使用黄体酮进行黄体支持治疗。

若阴道出血量增多，似月经量或超过月经量，或阵发性下腹痛加重，超声提示胚胎有发育停止的可能，代表着流产可能无法避免，先兆流产可能发展为难免流产，孕妇应在家属陪同下及时就医。

先兆流产的预防

1. 在早孕期，孕妇应注意休息，切勿劳累，不要进行过重的体力劳动，尤其是增加腹压的负重劳动，如搬重物等。

2. 孕妇在孕期应尽量避免感冒，早孕期病原体感染有导致胎儿畸形的风险，因此应加强防护。孕期特别是早孕期服用药物也有导致胎儿畸形的风险，所以如有不适，孕妇应在医生指导下服用药物。

3. 孕妇在孕期应注意通过饮食摄取均衡的营养，远离烟酒，保持大便通畅，避免肠胃不适。

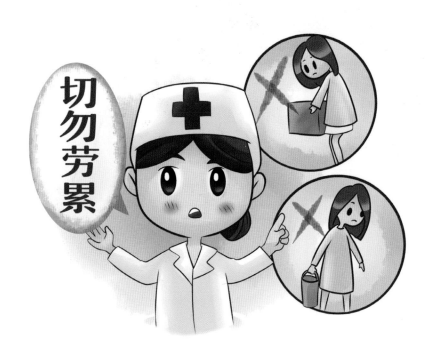

4. 孕期应节制性生活。性生活时腹部受到的挤压和宫颈受到的刺激均可能诱发宫缩。在妊娠早期，胎盘的附着尚不牢靠，宫缩非常容易导致流产，所以妊娠早期应禁止性生活。妊娠中期虽然可以有适当的性生活，但次数和幅度都应减少。

5. 孕妇在孕期应保持外阴部清洁。生殖道炎症也是诱发流产的原因之一。孕期阴道分泌物增多，因此外阴清洁工作非常重要。如果孕妇出现分泌物发黄、外阴瘙痒等症状时应及时就医。

（杨岑）

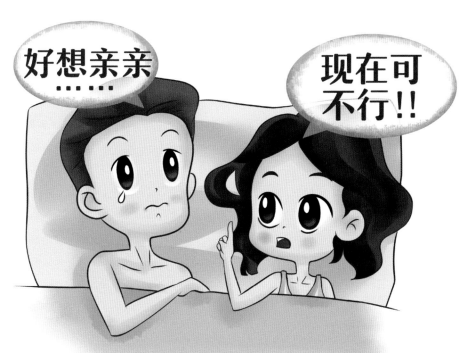

23

促排卵治疗对身体有影响吗?

我们首先复习一下什么是促排卵治疗。前文已经讲过正常女性在每个月经周期会有1个优势卵泡成熟并排卵,个别情况下可能会有2个成熟卵泡排出。这种精确、精准的控制性排卵得益于两种激素,即卵泡刺激素(FSH)和黄体生成素(LH)的分工协作,其中主要负责促进卵泡发育的就是卵泡刺激素。临床上常用的促排卵

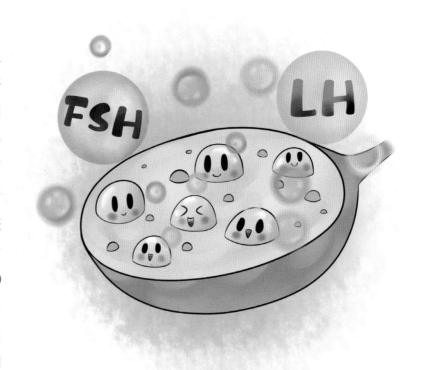

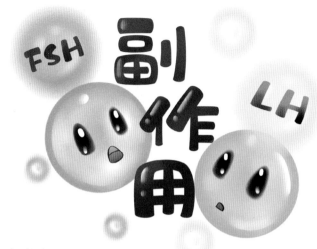

药物正是通过升高内源性或者外源性的卵泡刺激素水平促进卵泡同步发育和成熟。在通过试管婴儿技术助孕的过程中，也正是通过药物提高卵泡刺激素水平，促进多个卵泡发育，从而获得多个胚胎，这种方法叫做控制性卵巢刺激。就比如一杯水只能让一颗种子发芽，而多杯水就能使多颗种子发芽。

　　我们下面再接着了解一下促排卵治疗对身体的影响。总体来说，只要用药适当，促排卵治疗相对还是很安全的，但也并非没有任何副作用和风险。这些副作用包括近期副作用和远期副作用。近期副作用通过治疗大部分都能很快被纠正。

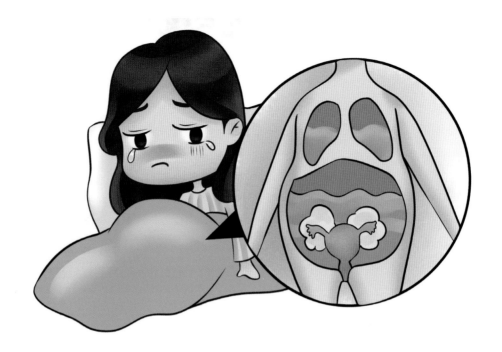

一、近期副作用

1. 卵巢过度刺激综合征（OHSS）

前面我们已经讲过，卵巢过度刺激综合征（OHSS）是控制性卵巢刺激最主要和最严重的并发症。卵巢过度刺激综合征是指卵巢受到了促排卵药物刺激后过度反应而发生的一系列症状和体征。总体发生率约 20%，其中重度者占 1%～10%。卵巢过度刺激综合征的高危因素包括患者年轻，卵巢功能良好，偏瘦，患多囊卵巢综合征，优势卵泡多。主要表现为卵巢增大、腹水、胸腔积液、血液浓缩，患者会出现腹痛、腹胀、恶心呕吐、腹泻、呼吸困难、尿少等症状。

需要注意的是，卵巢过度刺激综合征是一种"自限性"疾病，也就是说会自然好转。患者需要和医生紧密配合，注意加强营养，补充蛋白质，共渡难关。如果没有妊娠，病程相对较短，为1周左右。如果成功受孕，疾病的严重程度和时间都可能延长。

2. 多胎妊娠

促排卵治疗可同时获得多个卵子，因此，患者往往可以得到多个胚胎。一般来说，医生一次会移植1~2个胚胎。如果成功受孕，胚胎还可能有自行分裂的机会，患者有可能怀上双胞胎或者多胞胎。此时，也许患者会感到很开心。然而，医生会告诉患者，双胞胎或者多胞胎并非是最合适的。多胎妊娠将增加孕妇的身体负担，有限的子宫空间要容纳多个宝宝，也会增加各种风险，尤其是增加流产、早产的风险，给母儿都带来安全隐患。可以通过减胎手术，减为单胎或者双胎，从而最终获得一个健康的宝宝。

好拥挤啊……

二、远期副作用

促排卵治疗中，体内的雌激素水平升高，远远高于生理水平，因此有人担心促排卵治疗可能会增加雌激素依赖性肿瘤的发生风险，包括卵巢癌、子宫内膜癌和乳腺癌。肿瘤发生受多种因素综合影响，包括遗传、环境、内分泌因素等。目前绝大多数研究认为，辅助生殖技术并不增加女性恶性肿瘤的发生风险，所以不必过于担心。但需要警惕的是，患不孕症的女性体内可能存在性激素水平紊乱，如多囊卵巢综合征，本身就是导致肿瘤发生的高危因素，因此即使及时完成了生育，也应定期进行体检。如果患者有肿瘤家族遗传史或相关基因突变，在进行促排卵治疗前应该向医生咨询，充分评估风险后选择最佳治疗方案。

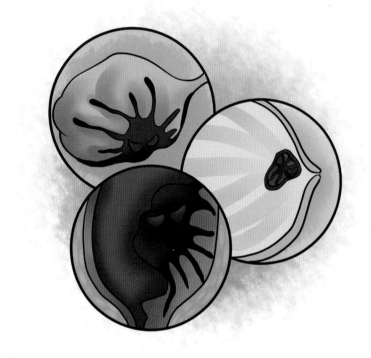

（涂彬彬）

24

试管婴儿技术助孕：反复失败怎么办？

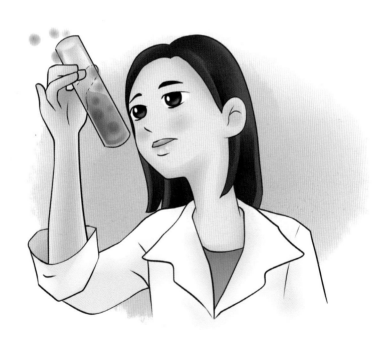

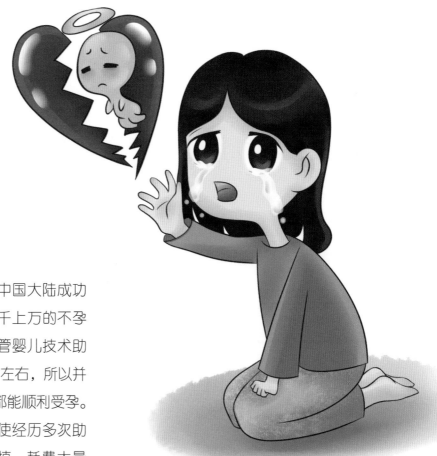

　　试管婴儿技术在中国大陆成功应用三十余年，给成千上万的不孕家庭带来了福音。试管婴儿技术助孕成功率平均为 40% 左右，所以并不是所有的不孕患者都能顺利受孕。有一部分不孕患者即使经历多次助孕，反复接受胚胎移植，耗费大量精力、财力，仍不能成功受孕，这无疑是对患者家庭的巨大打击，也会造成沉重的经济负担。

生命的自然诞生极其奥妙，试管婴儿技术助孕的整个过程也同样极其复杂，在时间和空间上受多重因素精细、特异、平衡的调控。胚胎就像一颗种子，子宫就像土壤，一颗种子要长成一株大树，首先种子要是一颗好种子，土壤要肥沃，其次需要在合适的时间种植，种子才能生根发芽，茁壮成长。任一环节的异常均可能导致妊娠失败。卵子及精子质量、胚胎质量、子宫内膜接受胚胎的能力（子宫内膜容受性）都可能影响试管婴儿技术助孕成功率。所以，当面临反复胚胎种植失败时，千万不要着急，应调整好情绪，配合医生寻找原因并进行调整，这才是解决问题的最佳途径。

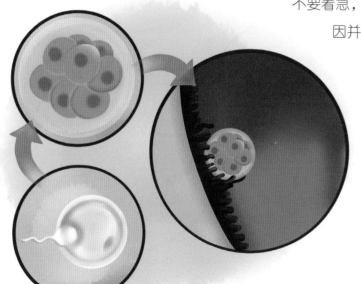

我们再回顾一下试管婴儿技术的操作过程。首先是夫妻双方取精，取卵，然后精子与卵子体外结合，培养成胚胎，再挑选胚胎，移植入子宫，然后就是等待宝宝出生的幸福时刻。因此，影响试管婴儿技术助孕成功率的因素无非就是以上几个方面。下面我们分别来了解一下。

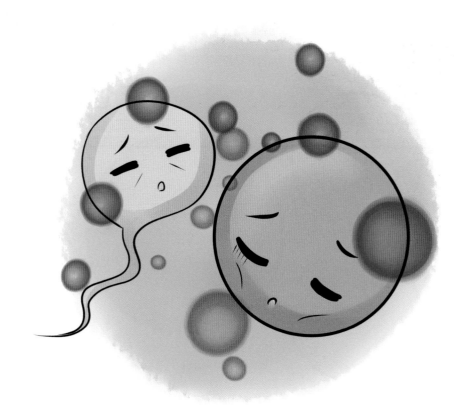

一、精子和卵子的质量

大量研究发现，精子和卵子质量受多种因素影响，包括年龄（尤其是女方年龄）、内分泌代谢异常（如糖尿病、高血压、高雄激素血症、胰岛素抵抗、脂代谢异常等）、遗传学异常（如染色体数目或结构异常）、促排卵方案等。其中年龄是最主要的影响因素之一。因此，如果性生活规律，备孕 1 年未怀孕，应尽早寻求医生帮助，以免错过最佳助孕时间。由于女性年龄超过 35 岁后，生育力会急剧下降，因此对于 35 岁以上的女性，如果半年未怀孕，也可以积极就医，寻求帮助。另外，进行遗传、内分泌、代谢方面的筛查，以及调整、放松心情，调整不良生活方式，也有助于改善卵子和精子的质量。

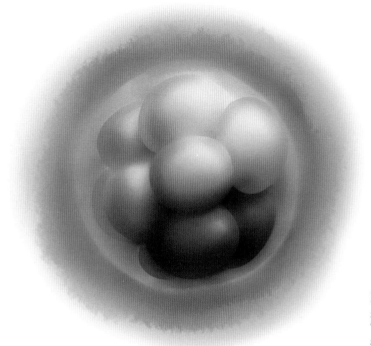

二、胚胎质量

除了精子和卵子，其他很多因素也可能影响胚胎质量，如胚胎自身稳定性、培养环境、实验室条件、不可预知的因素等。目前也有一些新的手段可以帮助筛选胚胎，如前面讲过的胚胎植入前遗传学检测（即对胚胎进行染色体和基因方面的检查）、囊胚培养、辅助孵化等。当然，这些技术是否适用需要医生进行评估。

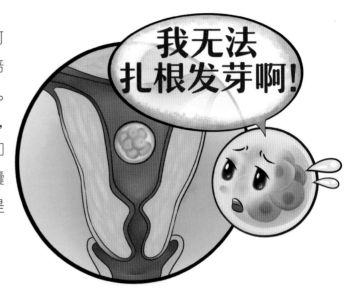

三、子宫内膜容受性

顾名思义，子宫内膜容受性就是子宫内膜接受胚胎种植的能力。子宫内膜容受性异常会导致胚胎着床失败或者流产。宫腔形态异常、子宫内膜息肉、子宫内膜炎等子宫内膜病变均可影响子宫内膜容受性。所以，医生可能会在胚胎移植前建议患者接受宫腔镜检查、子宫内膜活检等，进一步评估子宫的形态和内膜是否异常，如有异常可给予相应治疗。

另外，对存在凝血及自身免疫功能异常的患者，抗凝治疗、免疫治疗等也可能改善子宫内膜容受性。

四、其他影响因素

子宫内膜异位症、子宫腺肌病、输卵管积液等均可通过多种途径影响试管婴儿技术助孕成功率。通过手术、药物等综合治疗措施，可以改善成功率。精神心理因素也极其重要，一定要调整心态，避免过度紧张、焦虑。

当尝试通过试管婴儿技术助孕但反复失败时，不要灰心丧气，应与医生共同努力，寻找原因，尽力解决，以期最终获得一个健康的宝宝。

（涂彬彬）

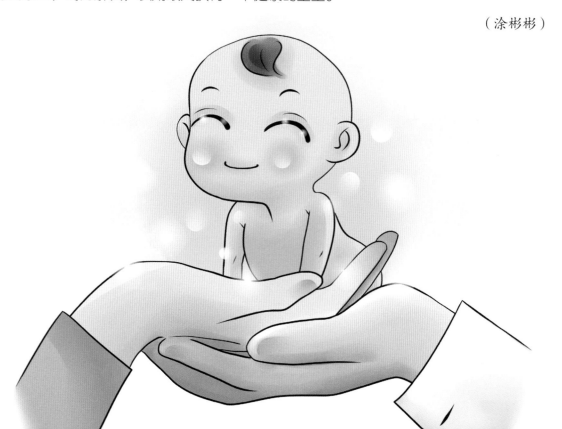

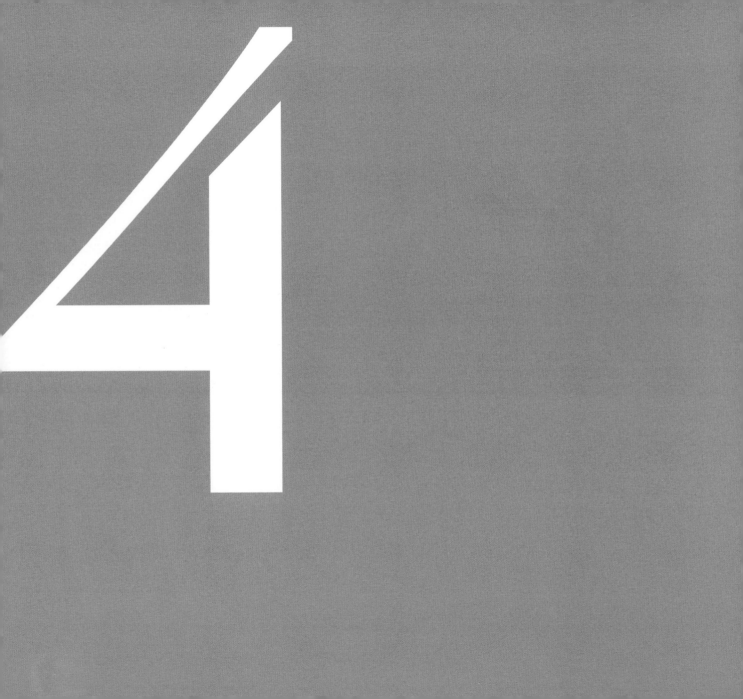

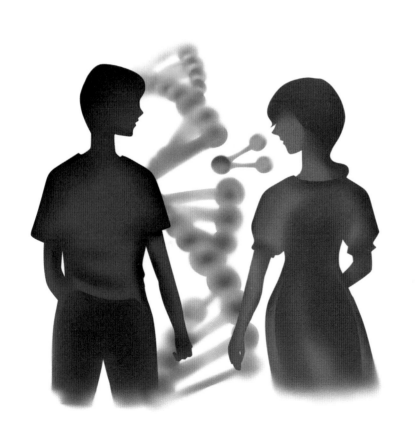

助孕之遗传篇

25

流产胎儿染色体异常，父母染色体一定有问题吗？

染色体是承载遗传信息的物质。正常人有 22 对常染色体（编号分别为 1~22 号，每一号的染色体各有两条）以及 1 对性染色体：X 和 Y，共 46 条。每个人的染色体一半来自母亲的卵子，一半来自父亲的精子。

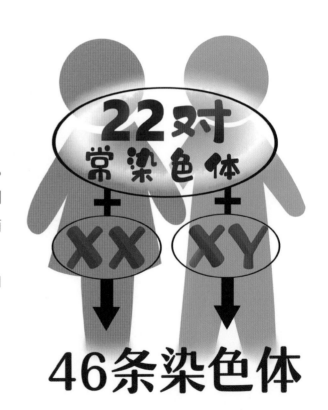

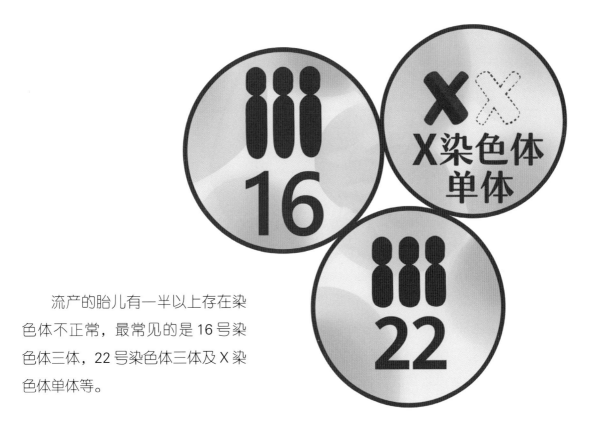

流产的胎儿有一半以上存在染色体不正常，最常见的是16号染色体三体，22号染色体三体及X染色体单体等。

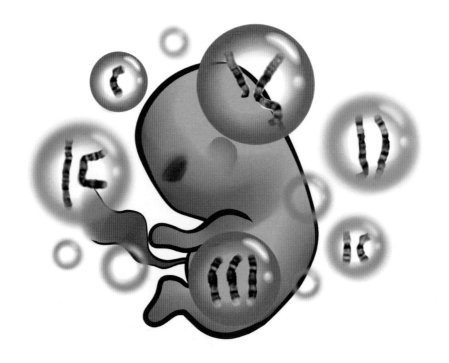

　　许多夫妻担心，流产的胎儿染色体不正常，就代表父母的染色体一定有问题吗？答案是不一定。染色体异常大致可分为以下两种情况。

　　1. 若胎儿为整条染色体异常，如某条染色体多一条或少一条，即三体或者单体，则父母染色体大概率是正常的。这种情况可能是由于女方卵子分裂时出现了错误，最终导致某一条染色体多一条或少一条。女方的年龄越大，形成不正常卵子的概率越大。另外，环境中的致畸因素（放射线、病毒或某些药物等）作用于生殖细胞或早期胚胎，也可导致胎儿染色体异常。

2. 若胎儿为两条染色体片段异常，比如一条染色体的某一片段多一段，另一条染色体相应片段少一段，则高度提示父母可能是染色体平衡易位携带者。那么，父母需进一步做染色体核型分析进行确认。

什么是平衡易位呢？平衡易位是两条不是同一号的染色体都发生断裂后相互交换位置。在普通人群中的发生率约为 1.9%。平衡易位只是造成了染色体遗传物质之间的"内部搬家"，染色体的总

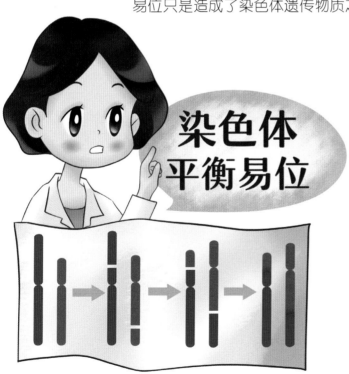

数不变，所含基因也并未增加或减少，所以一般不会表现出外貌、智力等异常，发育上也没有任何缺陷。父母只是易位染色体的携带者。但是，他们的后代却可能会出现问题。当平衡易位携带者与正常人生育时，他们的后代将从父母双方各得到一条同一号的染色体，如果获得的是有易位的染色体，就会造成易位节段的增多或减少，破坏了遗传物质的平衡，这样的胎儿一般会自然流产或畸形。

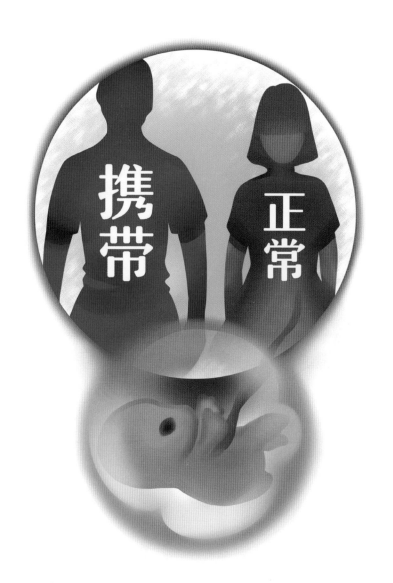

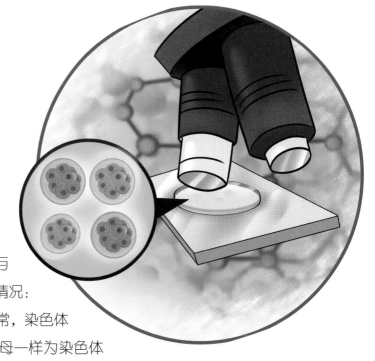

　　按照遗传方式，平衡易位携带者与正常人生育的后代，可能会出现三种情况：①胎儿染色体正常；②胎儿染色体异常，染色体片段减少或增加；③胎儿染色体同父母一样为染色体平衡易位，无异常表现。

　　染色体平衡易位的夫妇可以通过胚胎植入前遗传学检测选择正常胚胎植入母体，以避免流产或者患病儿的出生。

　　流产的胎儿染色体不正常还有其他一些可能性，比如一条染色体片段丢失或减少，有可能是因为父母有其他染色体问题。总之，若检查结果提示胎儿染色体异常，不用太紧张，并不一定代表父母染色体有问题，要进行遗传咨询，由专家进行详细解答。

（杨俊　王云）

26

家人都没有遗传病，为何孩子有遗传病？

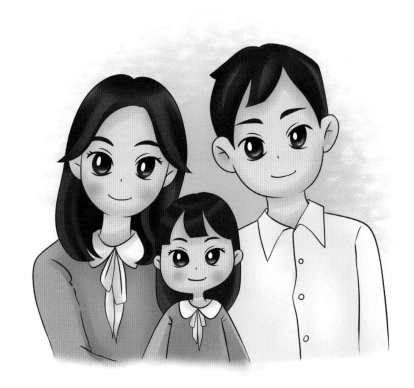

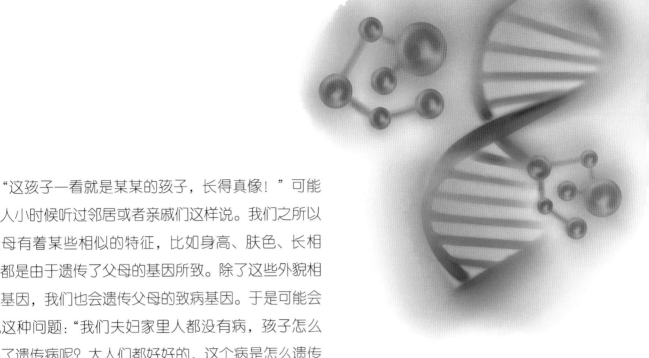

　　"这孩子一看就是某某的孩子，长得真像！"可能很多人小时候听过邻居或者亲戚们这样说。我们之所以和父母有着某些相似的特征，比如身高、肤色、长相等，都是由于遗传了父母的基因所致。除了这些外貌相关的基因，我们也会遗传父母的致病基因。于是可能会出现这种问题："我们夫妇家里人都没有病，孩子怎么就得了遗传病呢？大人们都好好的，这个病是怎么遗传给孩子的呢？"

　　那么，家人看起来没问题，他们的基因就一定没问题吗？

　　这可不一定，家人看起来没问题，不代表基因一定没问题。家人有可能是致病基因携带者。所谓致病基因携带者（以下简称携带者）是指携带可以导致疾病发生的致病基因，并且可以将致病基因传递给后代，但携带者本人并不会表现出任何临床症状，也不会得到诊断。

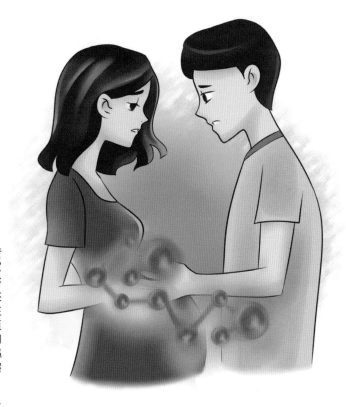

致病基因携带者的孩子为什么会得病？这种情况一般出现于"隐性"遗传病，也就是携带者不会生病的情况。每个携带者将致病基因传递给后代的概率均为50%，如果夫妻双方都是携带者，那他们生育的后代可能出现以下三种情况。

1. 有25%的可能性孩子不携带致病基因，完全正常；

2. 有50%的可能性孩子携带一个致病基因，但和父母一样不会表现出任何临床症状，但之后可能会遗传给自己的后代；

3. 有25%的可能性孩子携带两个致病基因，表现出相应的临床症状。

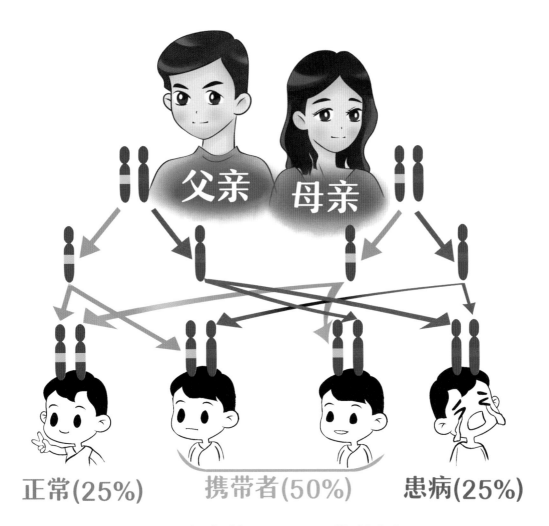

正常(25%)　　携带者(50%)　　患病(25%)

■致病基因　■正常基因

因此，即使家族中从未有过遗传病患者，但如果有致病基因携带者，那么，当这个携带者与另一个有相同致病基因的携带者结婚后，就有可能生育遗传病患儿，这也就是遗传学上所说的常染色体隐性遗传。对于已经生育过遗传病患儿的夫妇，如果想再生育，建议在孕前进行专业的遗传咨询。

（于富海）

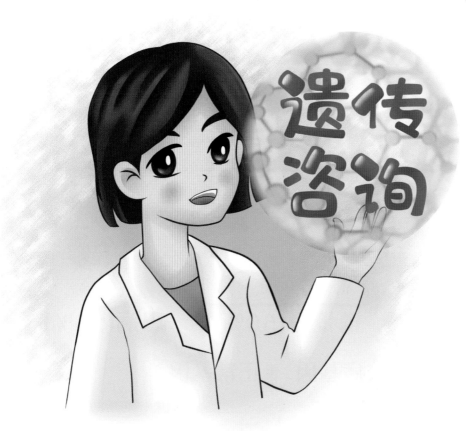

27

无创产前检测与羊水穿刺

孕妇小朱34岁了，由于到预产期时将超过35岁，大夫建议她到怀孕中期时做羊水穿刺，看看宝宝是否有唐氏综合征（21三体综合征）等染色体病。小朱害怕做羊水穿刺。她听说现在有一种方法，通过抽妈妈的血就可以知道肚子里的宝宝是否有染色体病，所以恳求大夫做那个检查。大夫同意了，但嘱咐说，如果结果是阳性，仍要做羊水穿刺。这是为什么呢？

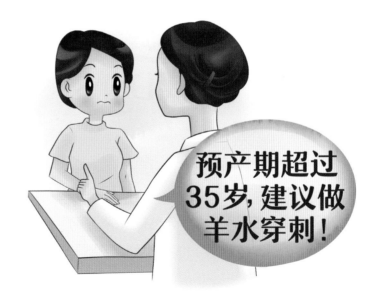

预产期超过35岁,建议做羊水穿刺!

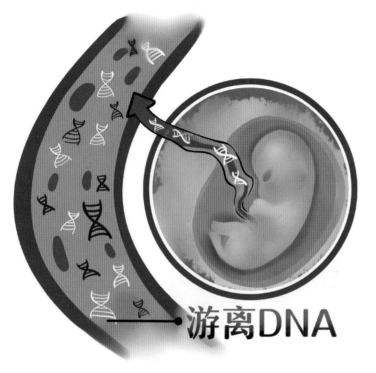

游离DNA

怀孕时，宝宝会有遗传物质释放到妈妈的血中，叫游离DNA，其以小片段的形式存在。把所有小片段收集起来，就能得到完整的胎儿遗传信息。通过检测游离DNA来判断胎儿是否有唐氏综合征、18三体综合征或13三体综合征等染色体病，这就是无创产前检测。由于妈妈的血液中还有自己的游离DNA，而且占所有游离DNA的大部分（90%左右，甚至更多），所以妈妈自身的情况会干扰检测结果的准确性，比如妈妈如果患肥胖症、维生素B_{12}缺乏、肿瘤等都会影响检测结果。一般情况下，如果结果是低危，表明胎儿基本上可排除这三种染色体病，但是仍有万分之几的概率有染色体异常；如果结果是高危，建议要做羊水穿刺进行确认。对于每种提示染色体异常的高危结果，胎儿真正有问题的概率也不一样，所以一定要进一步确认后再决定是否继续妊娠。

了解了这些之后，小朱在怀孕 16 周时去做了无创产前检测，结果是阴性的，小朱很高兴，不用做羊水穿刺，也知道宝宝没事，就放心了。

　　可是，到了孕中期，为了排查胎儿畸形，小朱又做了 B 超检查，发现胎儿有心室点状强回声。大夫再次建议做羊水穿刺。"这是为什么呀？"小朱有点儿不明白，"既然无创检查的结果已经是阴性了，为什么还要做羊水穿刺？"

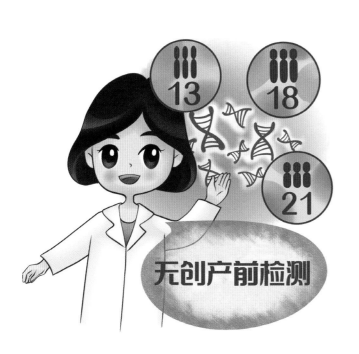

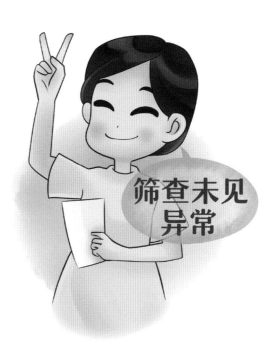

小朱需要做羊水穿刺是因为无创产前检测只检测唐氏综合征、18 三体综合征和 13 三体综合征，除了这三条染色体三体，无创产前检测无法检测其他染色体异常，而且即使有上述这三种染色体异常，也有很小的概率没有被检测出来。虽然存在心室强回声的宝宝绝大部分是正常的，但为了确保宝宝没有染色体异常，还是要做羊水穿刺进一步确认。

经过焦急的等待，结果终于出来了，宝宝的染色体是正常的。最终，小朱生了个健康的宝宝。

（田婵）

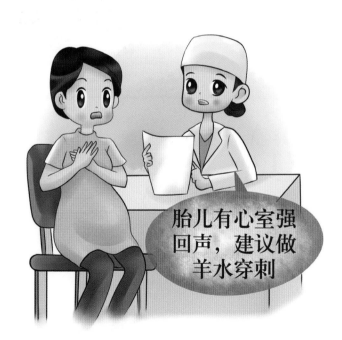

胎儿有心室强回声，建议做羊水穿刺

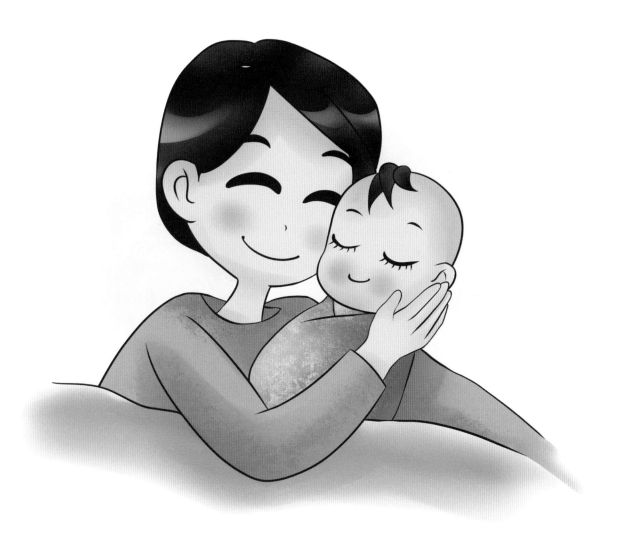

28

做了胚胎植入前遗传学检测，
为何还要做羊水穿刺？

前文已经讲过，胚胎植入前遗传学检测（preimplantation genetic testing，PGT）是第三代试管婴儿技术。通过胚胎植入前遗传学检测而成功怀孕的女性，在孕 16 ~ 20 周被要求做羊水穿刺时，经常会有下面这样的疑问。

"我不是高龄孕妇，有这个必要吗？做个唐氏筛查或者无创产前检测不可以吗？"

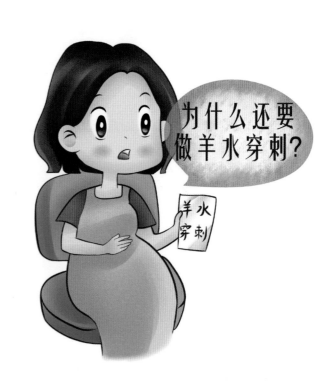

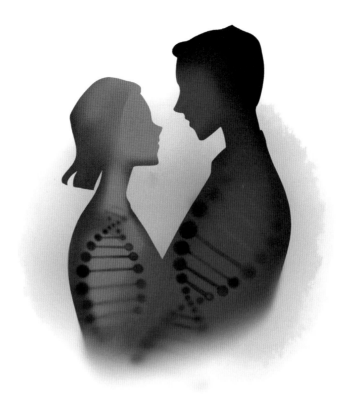

"我们的胚胎不是已经检测过了吗，是'好胚胎'，怎么还要检测？"

"我的胎儿如此珍贵，做羊水穿刺流产了怎么办？"

下面就跟大家解释一下为何做了胚胎植入前遗传学检测后还要进行羊水穿刺。

胚胎植入前遗传学检测是指对体外受精的胚胎进行检测，诊断是否有遗传物质的异常。其主要应用于染色体病患者，夫妻一方是基因病患者，或双方为致病基因携带者，以及其他有适应证的孕妇。

当受精卵发育至囊胚期时，专业人员会抽取几个囊胚外滋养层细胞用于胚胎植入前遗传学检测。但这样几个细胞太少，根本无法直接检测。那该怎么办？聪明的科学家们想到：如果把这些有限的细胞所携带的遗传物质（DNA）当做"模板"，"复制"出大量的同样的遗传物质，不就可以检测了吗？这种方法叫体外扩增。扩增后遗传物质的数量通常会扩大到原来的十几万倍。扩增的原理看起来很简单，但扩增并非原样复印。虽然技术在不断进步，扩增也基本达到了准确"复制"，而且遗传学家还用一些遗传学方法来帮助判断和印证结果，力求精确，但是扩增仍然会发生一些错误。有时扩增质量不佳，有时基因上的某个点扩增失败，这些都会影响结果的判读。如果这些错误或者低质量结果正好位于我们要检测的点上，就会造成误诊。虽然误诊率低于5%，但这种实验误差造成的后果十分严重。

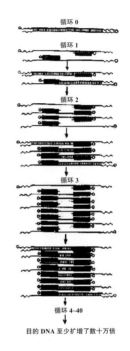

循环 0

循环 1

循环 2

循环 3

循环 4—40

目的 DNA 至少扩增了数十万倍

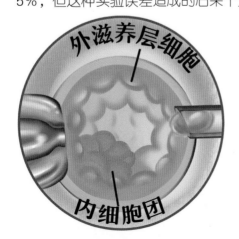

外滋养层细胞

内细胞团

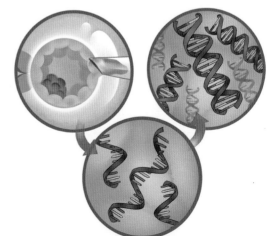

另外一个重要的、无法规避的问题是胚胎嵌合体。什么是嵌合体？嵌合体就是在一个个体中，同时存在两种或两种以上不同的染色体组的细胞（比如 45，X/46，XX 是一个嵌合体）。囊胚期胚胎是由外滋养层细胞和内细胞团组成，前者将来发育成胎盘，后者发育为胎儿。胚胎植入前遗传学检测所取的是"外滋养层细胞"，如果此时囊胚存在正常细胞和异常细胞的嵌合体，那么所取材的外滋养层细胞就有可能与胎儿细胞不同，以外滋养层细胞代表胚胎进行遗传学检测的策略就可能出现假阳性或假阴性结果。

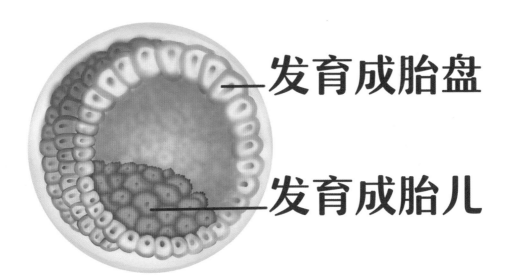

— 发育成胎盘

— 发育成胎儿

假阳性意味着原本正常的胚胎被判为异常而无法移植，假阴性会导致原本异常的胚胎被判为正常而被移植。大家也许会问，难道不能直接取内细胞团细胞进行诊断吗？内细胞团是要发育为胚胎的细胞，担负重要功能，而细胞活检可能会影响胚胎发育，所以不宜取内细胞团用于检测。

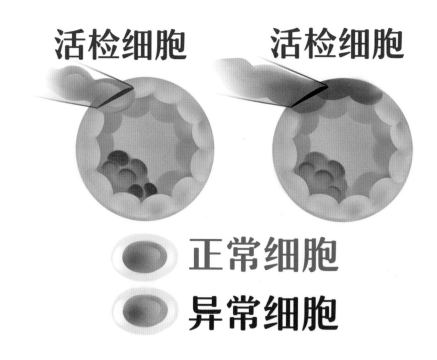

羊水穿刺与胚胎植入前遗传学检测不同。在怀孕 16～20 周时，通过穿刺获得的羊水内含大量胎儿细胞，能直接提取到充足和高质量的胎儿遗传物质（DNA），无须人为"复制"，避免了这一步骤带来的误差，使检测结果更加可靠。因此羊水穿刺是一种诊断方法，而胚胎植入前遗传学检测是一种筛查方法，筛查与诊断的精确度有很大差距。通过羊水细胞进行的产前诊断还能检测胎儿的遗传物质是否存在致病的微重复或微缺失，而这

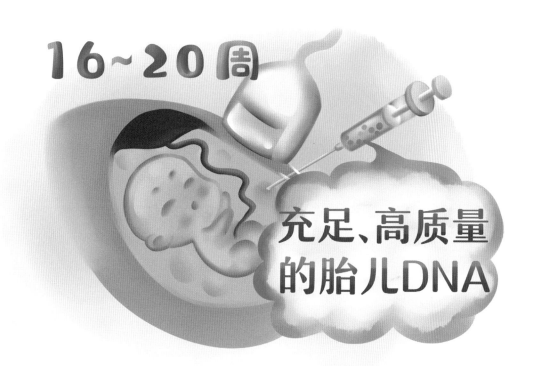

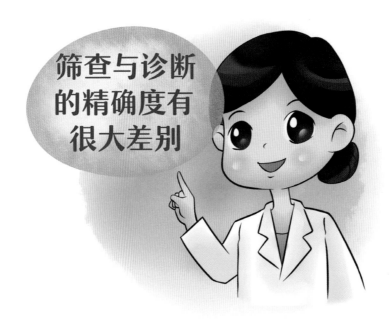

筛查与诊断的精确度有很大差别

一点是胚胎植入前遗传学检测所无法精确检测的。

怀孕 16～20 周时，羊水及细胞量相对多，胎儿较小，穿刺针非常细，穿刺在超声引导下完成，抽取羊水时，不易刺伤胎儿，而且抽出 20～30 毫升的羊水不会对胎儿的发育产生不良影响。随着技术进步，羊水穿刺流产率已大大降低，在大型医院，流产率约为 1/1000。

羊水穿刺前后的遗传学咨询很重要，医生会对所做的检测、遗传学报告及后续处理给出专业的指导意见。

（李丹　王云）

29

羊水穿刺发现孩子染色体有
微重复/微缺失怎么办?

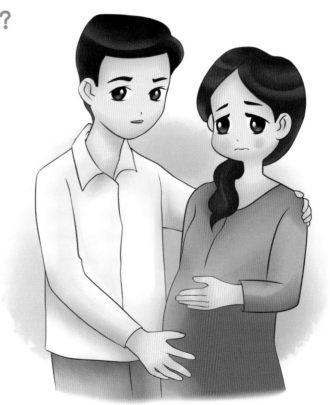

小刘今年 32 岁，已经结婚 5
年了，生活很幸福，夫妻俩最大
的心愿就是有一个宝宝。前两年
怀过一个孩子，可是怀孕时诊断
出唐氏综合征，不得不放弃。经
过了一段时间休养，小刘最近又
怀上了孩子，但她既欣喜又害怕。
按照医生的建议，她做了羊水穿

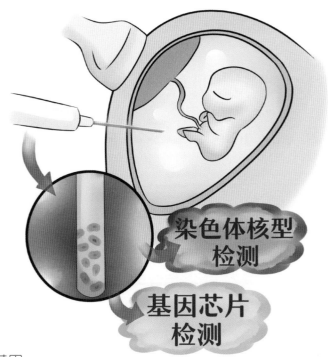

染色体核型
检测

基因芯片
检测

刺，进行了染色体核型检测和基因
芯片检测。过几天，芯片结果出来
了，显示在1号染色体上有一小段
缺失。医生让小刘夫妻再抽血检测
一下。小刘有点懵了："是不是孩子
不好，不能要了？"

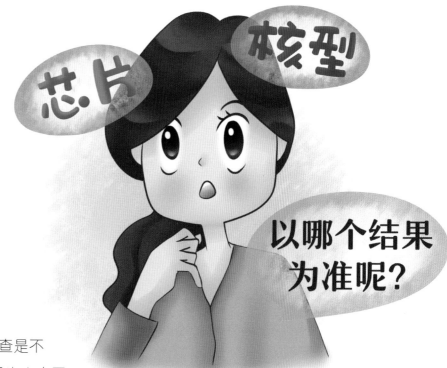

医生说："不一定，先查查是不是遗传病。"后来，核型结果也出来了，是正常的。

这是怎么回事呢？应该以哪个结果为准呢？

一、染色体核型检测与基因芯片检测

要解答应以哪个结果为准的问题，我们要先了解一下上述两个检测各自是什么。染色体核型检测是通过显微镜观察判断染色体的

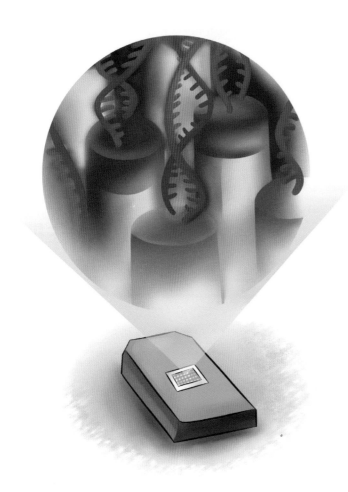

数目有没有异常，也能观察染色体一些大的结构变异，如易位、倒位等；与染色体核型检测相比，基因芯片能检测的范围更广，更精细。基因芯片能看到一些小片段的微重复和微缺失，也即用显微镜观察核型看不到的微小变异。

二、发现微重复/微缺失怎么办？

基因芯片检测能够发现微重复/微缺失，那么是不是孩子染色体上发现了微重复/微缺失就说明孩子一定有问题？答案是否定的。就像我们平时所说的基因突变一样，正常人遗传自父母的基因都会存在一些突变，但绝大部分突变并不会导致疾病。我们看到孩子虽然像爸爸妈妈，但还是有所不同。而微重复/微缺失也是同样情况，也可能是爸爸妈妈把遗传信息传递给孩子时产生的，不一定每个孩子都会有。有的微重复/微缺失会导致疾病，有的则不会，这只是一种遗传的多态性，专业术语叫拷贝数变异（copy number variation, CNV）。这也是近年来随着技术的进步才检测到的变异，如果不做相应检测，是不知道自己有微重复或微缺失的。

随着发现的微重复/微缺失的数量逐渐增多，目前已建立了相应的数据库。有正常变异的数据库，里面的微重复/微缺失不会造成疾病。还有疾病

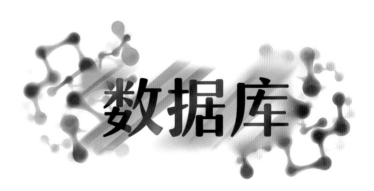

第四篇 助孕之遗传篇

变异的数据库，也收录了相关的病例，包括临床表现和变异信息等。有一些微重复 / 微缺失是明确致病的，会有相应的名称。还有一些不太确定，只有少量病例报道，疾病与微重复 / 微缺失的关系尚不明确。

所以当临床上检测出胎儿有微重复 / 微缺失时，父母不要太焦虑，不必担心孩子一定有问题。需要进一步检测其是否遗传自父母，从而判断微重复 / 微缺失区域是否致病。在不是明确致病的情况下，如果遗传自父母，而父母也正常，那孩子很大概率是没有问题的；如果孩子的微重复 / 微缺失不是遗传自父母，就要结合数据库中的病例报道和其他检查及相关信息，进一步进行遗传咨询。

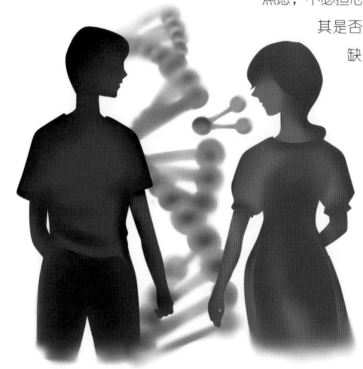

像前面说过的小刘的情况，检测后发现孩子的微缺失是遗传自小刘。查过数据库后发现与该微缺失相关的病例报道非常少，意义不明。在后面的常规产检中并未发现孩子有异常。最终，小刘生下一个健康的宝宝，圆了做妈妈的心愿。

（田婵）

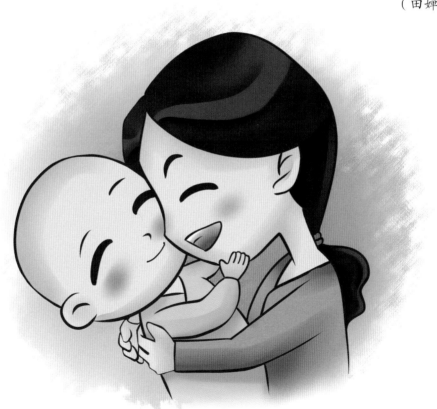

30

试管婴儿技术助孕：为何会出现胎儿畸形？

如今试管婴儿技术已成功应用了四十余年。全世界范围内每年有数以万计的"试管宝宝"出生。

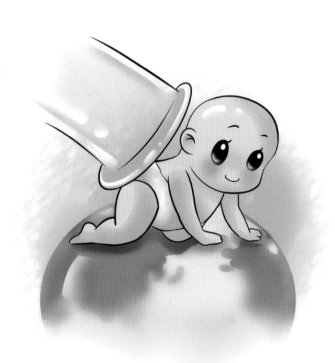

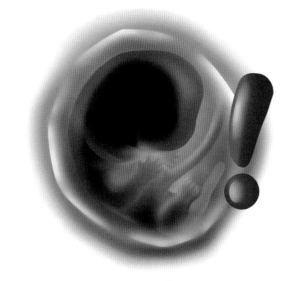

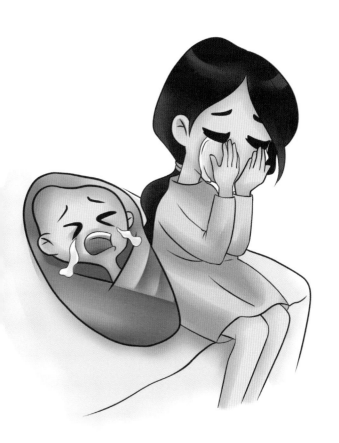

一般准妈妈们在孕期推开诊室大门后最常问的问题是："大夫，我的宝宝健不健康啊？"而对于那些几经波折终于通过试管婴儿技术受孕的夫妇而言，这更是他们最关心的问题。

每年都有由各种因素引发的畸形儿诞生于人间。什么是胎儿畸形呢？胎儿畸形是指胎儿在子宫内发生的结构或染色体异常。胎儿畸形发病率约为活产儿的 3%。我国先天残疾儿童总数占我国出生人口总数的 4%～6%。严重的畸形可导致胎儿死亡或严重残疾。

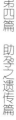

造成胎儿畸形的原因复杂，包括胎儿自身遗传性因素、母体因素或外界环境因素等。

常见致畸因素

1. 药物

胎儿对药物致畸作用最敏感的时期是怀孕3个月之内。在这段时间里，胎儿各器官都开始发育，如果在器官细胞合成分化过程中受到药物干扰，可能会造成胎儿畸形。

2. 病毒

妊娠期病毒感染的发生率高于非妊娠期。许多病毒都能穿透胎盘屏障，从而传染给胎儿。其中常见的病毒包括风疹病毒、巨细胞病毒、水痘－带状疱疹病毒等，皆对胎儿有严重影响，可引起流产、早产、死胎等，对存活的胎儿可导致先天畸形及其他系统改变。

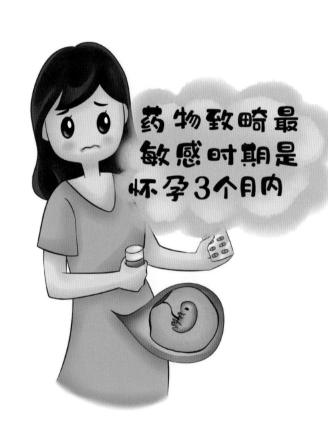

药物致畸最敏感时期是怀孕3个月内

3. 有毒气体

如果孕妇在孕期长期生活在有毒气体之中，那么胎儿在发育过程中也会受到这些有毒污染物的影响，产生细胞分裂、组织器官的改变。染色体发生突变是导致胎儿畸形的主要原因。比如孕妇吸烟或被动吸烟，可增加流产、早产的概率，也可能降低新生儿出生时的体重，并使小儿先天性心脏病发病率明显提高。

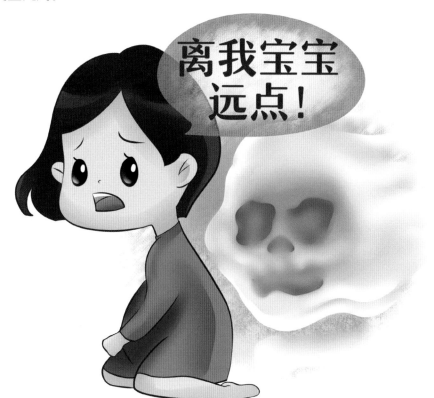

试管婴儿技术能避免胎儿畸形的发生吗？

研究表明，"试管宝宝"们绝大多数正常，畸形儿的发生率与自然妊娠相似。众所周知，试管婴儿技术中存在很多重要环节。已有研究表明，与自然妊娠相比，体外受精技术并不增加新生儿出生缺陷风险，也就是说，这个技术不增加平时所说的胎儿畸形风险。然而，与生育力正常的夫妻相比，不孕症夫妇中存在高血压、胰岛素抵抗、糖尿病等慢性代谢性疾病的比例较高，这些疾病本身均增加新生儿出生缺陷风险，所以通过试管婴儿技术出生的畸形儿可能与试管婴儿技术本身并不相关。

（王琳琳）

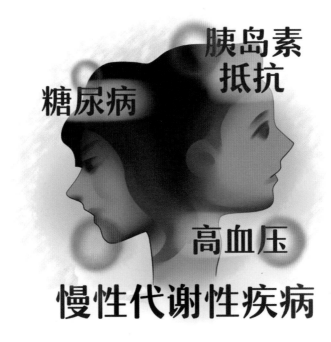